Pionniers de la chirurgie maxillo-faciale
(1914-1918)

Médecine à travers les siècles

Collection dirigée par le Docteur Xavier Riaud

L'objectif de cette collection est de constituer « une histoire grand public » de la médecine ainsi que de ses acteurs plus ou moins connus, de l'Antiquité à nos jours.
Si elle se veut un hommage à ceux qui ont contribué au progrès de l'humanité, elle ne néglige pas pour autant les zones d'ombre ou les dérives de la science médicale.
C'est en ce sens que – conformément à ce que devrait être l'enseignement de l'histoire –, elle ambitionne une « vision globale » et non partielle ou partiale comme cela est trop souvent le cas.

Déjà parus :

Clément DAVID, *Hygiène bucco-dentaire du XVIIème au XIXème siècle en France*, 2010.
Henri LAMENDIN, *Investigations et expérimentations en odontologie : 40 années de recherches*, 2009.
Rozenn HENAFF-MADEC, *Enquête médico-légale sur le naufrage du H.L. Hunley (1864)*, 2009.
Henri MORGENSTERN, *Les dentistes français au XIXe siècle*, 2009.
Henri LAMENDIN, *Historique de l'odonto-stomatologie du sport en France*, 2009.
Xavier RIAUD, *Quand la dent mène l'enquête…*, 2008.
Henri LAMENDIN, *Précurseurs de la phytothérapie bucco-dentaire occidentale*, 2008.
Dominique LE NEN, *L'anatomie au creux des mains. Au confluent des sciences et de l'Art*, 2007.
Robert DELAVAULT, *L'asepsie un demi-siècle avant Pasteur : Ignace Semmelweis (1818-1865)*, 2007.
Henri LAMENDIN, *Soignez votre bouche par les plantes,*, 2007.
Henri LAMENDIN, *Praticiens de l'art dentaire du XIVème au XXème siècle*, 2006.
Xavier RIAUD, *L'influence des dentistes américains pendant la Guerre de Sécession*, 2006.

Xavier Riaud

Pionniers de la chirurgie maxillo-faciale
(1914-1918)

Préface du Professeur Claude Séverin

L'Harmattan

DU MÊME AUTEUR

La pratique dentaire dans les camps du IIIe Reich, collection « Allemagne d'hier et d'aujourd'hui », L'Harmattan, Paris, 2002.

Les dentistes allemands sous le IIIe Reich, collection « Allemagne d'hier et d'aujourd'hui », L'Harmattan, Paris, 2005.

L'influence des dentistes américains pendant la guerre de Sécession (1861-1865), collection « Médecine à travers les siècles », L'Harmattan, Paris, 2006.

Les dentistes, détectives de l'Histoire, collection « Médecine à travers les siècles », L'Harmattan, Paris, 2007.

Première Guerre mondiale et stomatologie : des praticiens d'exception..., collection « Médecine à travers les siècles », L'Harmattan, Paris, 2008.

Plaidoyer pour un enseignement historique de l'art dentaire, collection « Ethique & Pratique médicale », L'Harmattan, Paris, 2008.

Etude de la pratique odontologique et de ses déviances dans les camps de l'Allemagne nazie, A.N.R.T., Lille, 2008.

Quand la dent mène l'enquête..., collection « Médecine à travers les siècles », L'Harmattan, Paris, 2008.

CONTRIBUTIONS À UNE ŒUVRE COLLECTIVE

Le conflit, sous la direction d'Olivier Ménard, Journée de la Maison des sciences de l'homme Ange-Guépin, collection « Logiques sociales », L'Harmattan, Paris, 2006.

Actes du 2e Congrès international de pathographie, sous la direction de Philippe Charlier, De Boccard (éd.), collection « Pathographie », Paris, 2009.

5-7, rue de l'Ecole polytechnique, 75005 Paris

http://www.librairieharmattan.com
diffusion.harmattan@wanadoo.fr
harmattan1@wanadoo.fr

ISBN : 978-2-296-11195-0
EAN : 9782296111950

« Nous sommes les acteurs d'une saga formée de toutes les histoires de notre passé, des gestes et des pensées de nos aînés, et chacun de nous peut dire : voilà quelle fut mon histoire, celle que j'ai vécue, celle qui m'a marqué durablement, celle qui me rend différent des autres, celle de mon authenticité car c'est par elle que je suis. »

Eliette Abecassis, *Sépharade*, Albin Michel (éd.), Paris, 2009, p. 11.

Préface

Xavier Riaud, docteur en chirurgie dentaire, est un auteur prolifique, passionné d'histoire et de dentisterie.

Nos chemins se sont croisés à l'Académie nationale de chirurgie dentaire et en particulier, lors de la sortie de son ouvrage intitulé *Plaidoyer pour un enseignement historique de l'Art dentaire*. J'étais alors Président de la Conférence des doyens des facultés de chirurgie dentaire et partageais les souhaits de l'auteur, rêvant d'étudiants avides d'acquérir une culture générale médicale au-delà de leur formation fondamentale et professionnelle.

De nombreux pionniers ont laissé leur nom à des techniques ou instrumentations toujours utilisées. Il me semble intéressant de connaître le parcours, souvent atypique, de ces inventeurs et de le restituer dans le continuum historique du progrès des sciences et des techniques.

Xavier Riaud aborde de nouveau la Première Guerre mondiale, après un premier livre consacré à l'organisation du service de santé des armées françaises. Il s'attarde ici, en particulier, sur l'humanisme, le dévouement et l'altruisme de certains médecins responsables de progrès importants effectués notamment dans le domaine de la chirurgie orale et maxillo-faciale, qu'ils s'agissent d'actes réparateurs, reconstructeurs ou esthétiques dans une période trouble où l'horreur et la souffrance ont prédominé.

Ainsi, rendre hommage à ces chirurgiens d'exception m'est apparu être une excellente initiative, qu'ils soient français, américains, anglais, allemands ou autres.

La lecture de chaque biographie est aisée et agréable. La documentation est très fournie et précise. On imagine la quantité de travail de recherche nécessaire pour parvenir à ce niveau, à ce volume et à cette qualité d'informations. Ainsi, divers éléments de la vie personnelle ou professionnelle de ces chirurgiens se côtoient, se croisent et permettent de mieux cerner leur personnalité.

Découvrir ce manuscrit en avant-première a été pour moi un réel plaisir associé à un vif intérêt. Je remercie le docteur Xavier Riaud de l'honneur qu'il me fait en me confiant la rédaction de la préface de sa dernière production et lui souhaite beaucoup de succès pour cet ouvrage qui le mérite.

Professeur Claude Séverin

Professeur des Universités – Praticien hospitalier au C.H.U. de Reims
Président honoraire de l'Académie nationale de chirurgie dentaire
Ancien Président de la Conférence des Doyens des facultés de chirurgie dentaire
Président honoraire de l'Université de Reims

Avant-propos

Lorsque j'ai publié mon premier livre sur la *Der des Der* intitulé *Première Guerre mondiale et stomatologie : des praticiens d'exception* en 2008, je pensais avoir fait le tour de la question et je ne supposais pas un instant y revenir un an plus tard.

Au cours de mes investigations, j'ai découvert de nombreuses biographies de praticiens illustres qui se sont distingués pendant ce conflit, par leur abnégation, leur dévouement sans limite pour leurs camarades blessés, mutilés au cours des affrontements et par leurs innovations techniques. Après avoir étudié dans ce premier ouvrage, l'organisation du service de santé des armées françaises sous son jour dentaire et stomatologique, sur les zones arrières et aux combats, je me suis dit qu'il serait peut-être bon en complément de présenter ces grands hommes et de relater leurs histoires dans le détail. Chirurgiens français, anglais, américains ou allemands, aucun des plus notables présents sur le front de l'Europe de l'ouest n'a été omis. Bien sûr, il en existe d'autres, plus anonymes, mais j'ai sciemment concentré mon étude sur les plus célèbres, les plus reconnus mondialement.

Si des milliers de thèses ou de livres ont été consacrés aux protocoles de soins des « Gueules cassées », un ouvrage de ce type n'existe pas en France, l'objectif étant d'offrir un aperçu de biographies concernant des sommités internationales, qui ont tous laissé un nom faisant l'unanimité dans leur spécialité respective, qui ont tous été encensés pour leur génie médical, qui ont tous été récompensés et félicités pour leur œuvre, et qui ont tous été pleurés par leur confraternité, le jour de leur décès.

Ils étaient des hommes admirables qui ont été oubliés, hélas, par les professionnels de santé de notre époque, avec une réserve qui me semble de rigueur toutefois pour Georg Axhausen au vu de son engagement pour le IIIème Reich allemand. Pourtant, les références médicales portant leurs noms, encore régulièrement utilisées ou mentionnées dans des travaux scientifiques actuels, ne manquent pas. Il m'a donc semblé indispensable à travers ce petit opus, que j'ai souhaité bref, de rafraîchir nos mémoires en racontant l'histoire de ces hommes exceptionnels, de ces pionniers de la dentisterie, de la stomatologie et de la chirurgie maxillo-faciale, toutes ces disciplines ayant travaillé le plus souvent en parfaite synergie afin de reconstruire les visages des soldats détruits par les éclats d'obus, de mitraille et autres projectiles. De la petite à la grande, ces hommes sont tous chirurgiens et ont établi au cours de la Grande Guerre, les principes fondamentaux qui régissent la chirurgie esthétique telle que nous la connaissons aujourd'hui.
Après que le conflit se fut terminé, les « Gueules cassées » ont continué d'en être le reflet quotidien. Le peuple français voulait oublier et ces visages déformés ne le lui permettaient pas. La réinsertion de ces hommes mutilés dans la société a été rendue d'autant plus difficile que blessés de guerre, ils sont devenus victimes de la paix faisant l'objet d'une ségrégation réelle à cause de leurs diverses difformités. Le rôle de ces pionniers de la chirurgie maxillo-faciale a été primordial à plus d'un titre, à commencer par la restitution légitime d'une dignité humaine à ces soldats meurtris dans leur chair, qui ont défendu l'honneur de leurs pays respectifs, au prix malheureusement d'une souffrance peu commune, tant physique que morale.
La formulation de ces histoires est différente de mes habitudes. En effet, quelques-unes de ces biographies ont été déjà publiées sous forme d'articles dans diverses revues. Pour les amateurs qui souhaitent en savoir davantage ou pour les curieux, par respect également pour les journaux considérés, les références bibliographiques exactes de ces publications figurent à la fin de chaque chapitre. J'ai reproduit ces anciens écrits *ad integrum*. Les autres récits, par contre, les plus nombreux, ont été rédigés pour la circonstance.
Enfin, si les praticiens qui suivent sont tous devenus des sommités internationales, ils n'auraient rien pu être sans leurs

équipes composées d'infirmières, d'assistantes opératoires, de prothésistes dentaires, de chirurgiens-dentistes et, quelquefois, comme cela été le cas à l'hôpital de Sidcup en Angleterre, de sculpteurs qui fabriquaient des masques faciaux pour ceux qui étaient trop sévèrement défigurés. C'est pourquoi j'ai tenu à rendre hommage à tous ces inconnus qui ont largement contribué à la notoriété de ces grands chirurgiens, en mettant en couverture la photographie d'un régiment de dentistes sans nom.

Les Français

Albéric Pont (1870-1960)

Il naît à Bagnols-sur-Cèze[2], le 24 février 1870. Il est le seul survivant d'une fratrie de 7 enfants. Sa mère lui donne le prénom du saint du jour de sa naissance.
En juillet 1888, il est reçu au baccalauréat section philosophie et en novembre 1888, il obtient un baccalauréat section sciences.
A 18 ans ½, il débute des études de médecine à Lyon.
En 1891, il est reçu 7ème au concours de l'externat et le 12 octobre 1895, il est interne des hôpitaux de Lyon. A ce moment précis, Albéric se pose des questions quant au sens à donner à sa carrière.
Claude Martin (1843-1910), médecin et dentiste, parvient à le convaincre de partir étudier l'art dentaire à Genève. Pont accepte. Il a 28 ans. Il reste 8 mois en Suisse.
En 1899, il s'installe à Lyon. Il devient stomatologue et dans le même temps, est chargé de cours à la Faculté.
Dans sa séance du 13 octobre 1899, la Société de l'école et du dispensaire dentaires de Lyon nomme Gaspard Guillot (1843-1924), président d'honneur, et Albéric Pont, président. Ce dernier n'a que 29 ans et est de ce fait le plus jeune membre du comité. Dans son discours émouvant du 29 novembre 1900, lors de la séance de réouverture de l'école, Albéric Pont, reconnaissant, affirme : *« J'adresse aussi tous mes remerciements au Dr Guillot que je regrette de ne pas voir assis à ma place, car il est le véritable fondateur de l'école. (...) Lorsqu'il fût dans l'obligation de quitter et qu'il me céda la place, je n'eus presque rien à faire. »*

Le 12 décembre 1899, sept dentistes français fondent l'Ecole dentaire de Lyon[3] (Pont, Ravet, Eugène Bonnaric, Jules Bonnaric, Pilois, Rouvier et Michaud).
Figurent aussi sur le compte-rendu de séance, Harwood[4], dentiste américain, qui ne fera pas partie de l'équipe enseignante puisque d'origine étrangère, et le Dr Raffin, chirurgien à Saint-Joseph, spécialisé dans les organes génito-urinaires. Pilois, quant à lui, meurt de la tuberculose, un an après.
L'école et le dispensaire dentaires de Lyon sont de 1902 à 1928, situés 20, quai de la Guillotière (actuel Quai Victor-Augagneur).
La décision de créer cette structure émane de l'Association des dentistes de France en 1898, dont Martin est alors le président et Tellier (1862-1940), le secrétaire.
Albéric[5] est le directeur de cette école. Il le reste jusqu'en 1943. Il ne sera président du conseil d'administration qu'à partir de 1937 et ce, jusqu'en 1943.
En parallèle de cette activité, il assiste à la première séance de la Société odontologique qu'il a fondée, le 10 mai 1900 et le 15 janvier 1910, il met en page le journal *La Province dentaire* pour la première fois.
En 1903, lors du congrès international de Madrid, il présente une étude sur la prothèse maxillaire supérieure et les restaurations nasales. En 1904, il se préoccupe du problème causé par la pose de langues artificielles[6].
En 1909, il détermine un indice dentaire destiné à l'orthodontie qui conserve son nom[7]. Il met aussi au point un élévateur pour extraire les dents qui garde son nom également.
Au début de la guerre, Pont appartient à la haute bourgeoisie lyonnaise. Il gagne environ 100 000 francs de l'époque par an.
Par patriotisme, il décide de s'engager et occupe la fonction d'infirmier 2ème classe à la gare de Perrache.
Alors que la circulaire n°14 198 C/7 « *Organisation de Services spéciaux de stomatologie de prothèse maxillo-faciale et de restauration de la face* » rédigée à Bordeaux, le 10 novembre 1914, officialise un service existant déjà au Val-de-Grâce[8] considéré comme le premier en France, la nécessité se faisant ressentir, Albéric[9] crée dès le 15 septembre 1914, le Centre maxillo-facial pour les mutilés de la face de Lyon constitué de

30 lits, avec l'accord de l'administration des hospices et du conseil d'administration de l'Ecole dentaire. La circulaire ministérielle du 10 novembre émanant de Justin Godart (1871-1956), Sous-secrétaire d'Etat au Service de Santé des Armées de 1915 à 1918, demande au Gouvernement militaire de Lyon de faire appel au Dr Francisque Martin, au Dr Julien Tellier ou au Dr Pont pour diriger ce centre qui s'ouvre à partir du 1er décembre 1914. C'est le Dr Pont qui est finalement choisi. Ce centre est situé au 13, quai Jaÿr et 22, rue de Saint-Cyr, dans le 9ème arrondissement de Lyon[10]. Il porte le nom d'hôpital complémentaire n°19. L'Ecole dentaire[11], quant à elle, devient un centre d'appareillage pour édentés et son laboratoire fabrique les prothèses maxillo-faciales.
Albéric[13] dispose de 4 dentistes sous ses ordres. Ils soignent 800 blessés à la fin 1915 et assurent tous les soins et empreintes. La capacité maximale de 850 lits n'est atteinte qu'en 1917. Son service a traité 7 000 blessés sur toute la durée de la guerre.
Le 7 avril 1916, Pont[14] et ses hommes fêtent leur promotion au grade d'officiers dentaires.
En 1916, Albéric reçoit le Prix Claude Martin de l'Académie de médecine. En 1917, il est fait chevalier de la Légion d'honneur.
Au début de la guerre, il n'existe pas d'appareil pour immobiliser les maxillaires fracturés. Face aux dégâts constatés, Albéric[15] met au point au milieu de l'année 1915 une trousse d'urgence à utiliser immédiatement sur le front pour immobiliser les mâchoires fracturées dès la prise en charge du blessé. En complément des prothèses en céramique, vulcanite ou celluloïd, souvent lourdes et pas toujours esthétiques, il précise également la formule d'une pâte facile à modeler et qui donne un résultat esthétique satisfaisant. Certaines prothèses sont fixées à l'aide de vis ou de crochets dans les parties osseuses de la face, d'autres sont directement apposées sur la peau. A Lyon, bien que des greffes osseuses ou cutanées aient été réalisées, elles sont en faible quantité. En effet, la crainte de l'inconnu du résultat en a limité le recours.
Il ne faut pas oublier la plaque de Pont (= contention pour fixer les disjonctions maxillaires) et l'arc de Pont (= fil métallique préparé à l'avance en cas de fracture, fixé sur les faces linguales et vestibulaires des dents afin d'en remplacer d'autres disparues).

Il est médecin-chef pendant la durée du conflit, du centre maxillo-facial de la XIVème région. Il y reste en fonction sans solde et bénévolement après la démobilisation.

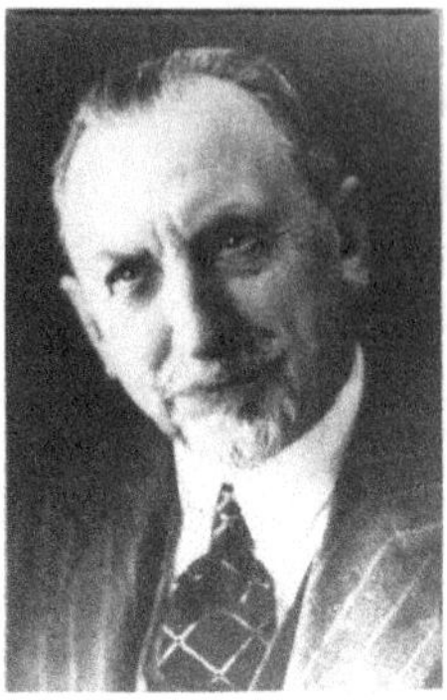

Docteur Albéric Pont[16] (1870-1960).

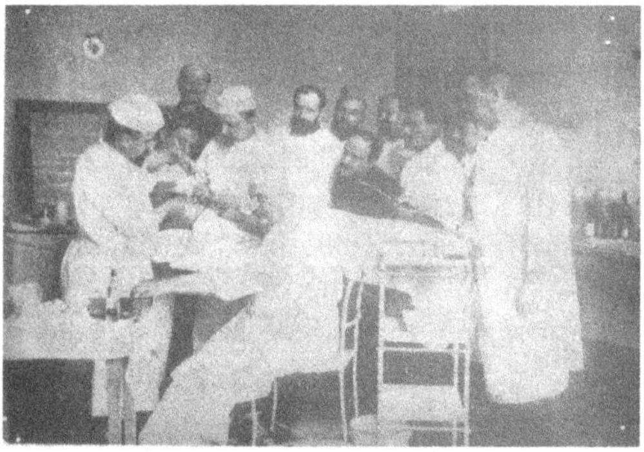

Albéric Pont[17] en cours d'intervention (deuxième en partant de la gauche avec une charlotte sur la tête).

Quelques cas décrits par Albéric Pont :

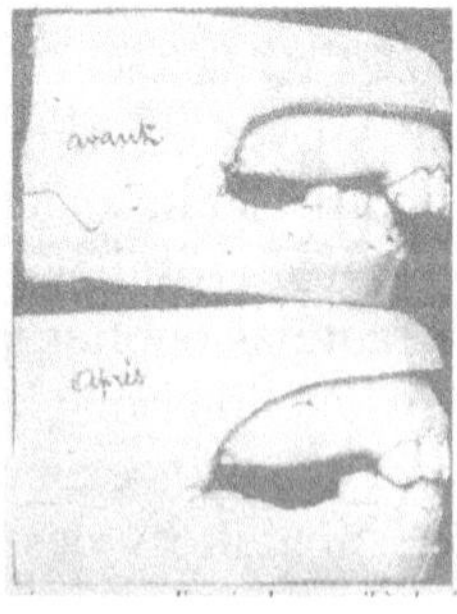

a/ Réduction au moyen d'un simple appareil à plan incliné supérieur d'une fracture double de la mandibule dont le fragment médian est incliné en arrière[17].

b/ Gouttières fenêtrées en argent laissant les faces occlusales libres[18].

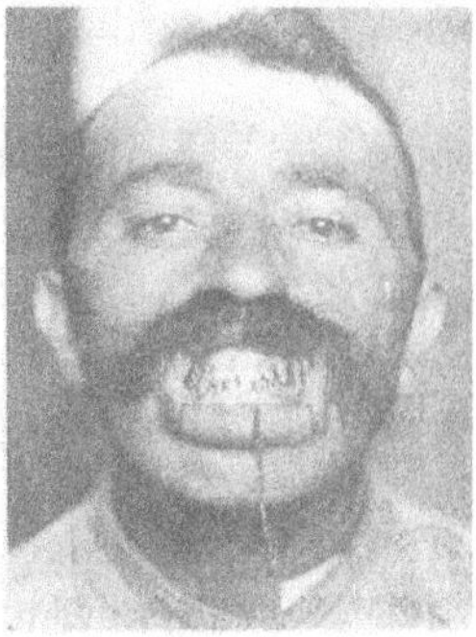

c/ Appareil à ailettes présenté sur les empreintes du blessé et mis en bouche[19].

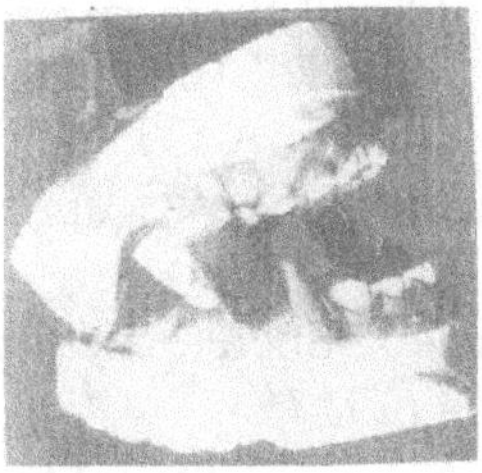

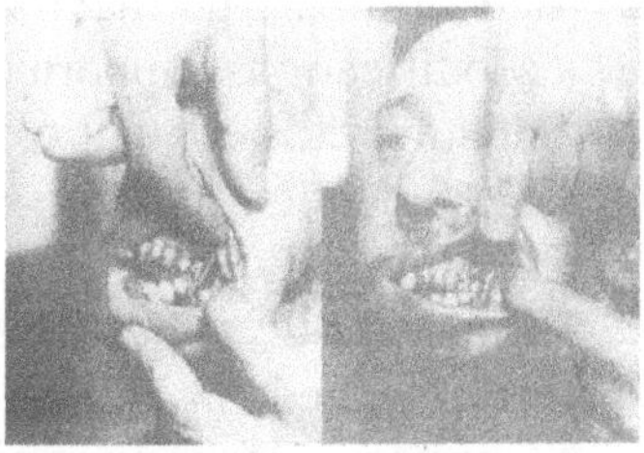

Marié dès 1901 et père de 5 enfants, le dernier étant né en 1917, il s'installe définitivement cette année-là, dans sa propriété de La Mulatière.
En 1919, il se rend en tant que chargé de mission, à Rome[20], au congrès interallié des mutilés de guerre. En 1936, se tient à Paris, le congrès de stomatologie dont il assure la présidence.
Le 3 mars 1937, il prend la fonction d'administrateur des Hospices civils de Lyon[21], responsabilité qu'il quitte le 20 août 1941. Jusqu'en 1939, il a en charge les cours de prothèse maxillo-faciale dispensés à la faculté de médecine de Lyon.
Lors de la Seconde Guerre mondiale, en 1940, sur la demande de Justin Godart, Pont crée une école clandestine de mécaniciens-dentistes pour les intellectuels *« non aryens »*.
Le 1er février 1950, il est nommé président du conseil d'administration des Hospices civils de Lyon[22]. Le 9 janvier 1952, il en est le président honoraire. Il démissionne de ses

postes, le 20 avril 1959 et le 2 février 1960, il meurt à l'âge de 90 ans.

Son œuvre est colossale. Il écrit pas moins de 115 articles de 1897 à 1937, dont 9 pendant la guerre 14-18. Il est aussi l'auteur de 2 livres intitulés *Précis des maladies de la bouche* (1921) et *L'orthodontie dans la pratique courante* (1928), publiés tous les deux, aux éditions Doin[23].

Voici d'ailleurs les 9 articles pendant la guerre 14-18 :

- « Prothèse nasale », Lyon Médical (1914).
- « Trousse d'urgence pour l'immobilité immédiate des fractures du maxillaire », (1915).
- « Traitement immédiat des fractures du maxillaire inférieur vicieusement consolidées », C.I.A. (1916).
- « Indications et technique de la greffe osseuse dans les pseudarthroses du maxillaire inférieur », C.I.A. (1916).
- « Modifications apportées à l'arc d'Angle dans la réduction et la contention des fractures », C.I.A. (1916).
- « Thérapeutique du tissu cicatriciel consécutif aux blessures de guerre », C.I.A. (1916).
- « Rhinoplastie et prothèse nasale », Société médicale et chirurgicale de la XIVème région (1917).
- « Chirurgie plastique et prothèse auriculaire », (1918).
- « Prothèse des grands blessés de la face et des maxillaires », Congrès des mutilés de guerre, Rome (1918).

Références bibliographiques :

(1) Hospices civils, communication personnelle, Lyon, 2007, © Hospices civils.

(2), (3), (5), (16), (21), (23) Fumex Jean-Pierre, *Le Docteur Albéric Pont, sa vie, son œuvre*, Thèse Doct. Méd., Lyon, 1971, pp. 6-63.

Cette thèse a été écrite après une étude des documents de la famille Pont fournis par ses descendants directs ainsi qu'après une analyse des archives des Hospices civils de Lyon.

(6) Monestier Martin, *Les Gueules cassées, les médecins de l'impossible (1914-1918)*, Le Cherche Midi (éd.), Paris, 2009, p. 47.

(4), (7), (22) Lamendin Henri, *Praticiens de l'art dentaire du XIVème au XXème siècle (Recueil d'anecdodontes)*, L'Harmattan (éd.), Collection Médecine à travers les siècles, Paris, 2006, pp. 139-140, 143.

(8), (13) Ferret-Dussart Karine, *La chirurgie maxillo-faciale à travers l'histoire*, Glyphe et Biotem (éd.), Collection Société, histoire et médecine, Paris, 2004, pp. 152-154.

(9) Delaporte Sophie, *Gueules cassées de la Grande Guerre*, Agnès Viénot (éd.), Paris, 2004, pp. 258-259.
(10) Domeck François-Eric, *Les « Gueules cassées » de la Grande Guerre. Réhabilitation prothétique et chirurgicale : vers une identité retrouvée*, Thèse Doct. Chir. Dent., Lille 2, 2006, pp. 29-31.
(10), (20) Riaud Xavier, *Première Guerre mondiale et stomatologie : des praticiens d'exception...*, L'Harmattan (éd.), Collection Médecine à travers les siècles, Paris, 2008, pp. 129-132.
(10), (17), (18), (19) Musée du service de santé des armées au Val-de-Grâce, communication personnelle, Paris, 2007, © Musée du service de santé des armées au Val-de-Grâce.
(14) Augier Sylvie, *Les chirurgiens-dentistes français aux Armées pendant la Première Guerre mondiale (1914-1918) : Organisation d'un service dentaire et stomatologique*, Thèse Doct. Chir. Dent., Lyon I, 1986, p. 9.
(15) Spilmont Aude, « La chirurgie plastique doit beaucoup aux gueules cassées », in *Actualités*, http://www.lyoncapitale.fr, pp. 1-3.

Article original :
Riaud Xavier, « Le Docteur Albéric Pont (1870-1960), chirurgien-dentiste, médecin et créateur du centre de chirurgie maxillo-faciale de Lyon en 1914 », in *Revue d'Histoire des Sciences médicales*, tome XLII, n° 3, Juillet- août- septembre 2008, pp. 317-322.

Georges Villain (1881-1938), président de la Fédération dentaire internationale (FDI)

Une fois n'est pas coutume, la vie et l'œuvre de Georges Villain sont si exceptionnelles qu'elles méritent plus d'un chapitre. Aussi, un premier sera consacré à l'ensemble de sa vie professionnelle. Un second racontera son travail pendant la Première Guerre mondiale. Georges Villain est le troisième président français de la Fédération dentaire internationale (1931-1936) : Charles Godon, le premier et fondateur, la préside deux mandats durant, de 1901 à 1904, puis de 1909 à 1910, et E. Sauvez, de 1907 à 1909 (Ennis, 1967).

Georges naît à Paris, le 31 mai 1881. D'une famille modeste et ayant perdu son père de très bonne heure, il est entré comme apprenti mécanicien chez Georges Viau (1855-1922), un des fondateurs de l'Ecole dentaire de Paris (1880), professeur titulaire en 1883. Puis, son apprentissage fini, il part étudier en Angleterre chez un autre praticien établi qui sera son précepteur. Durant son séjour, il acquiert une solide connaissance de l'anglais. En 1902, de retour à Paris, il entre à l'Ecole dentaire de Paris. En 1903, il obtient la qualification de chirurgien-dentiste à la Faculté de médecine de Paris. En 1902, il est préparateur du cours d'orthodontie de l'Ecole dentaire de Paris, puis, démonstrateur en 1904. En 1905, Charles Godon (1854-1923), fondateur de l'Ecole dentaire de Paris, pressentant l'excellence chez le jeune homme, le décide à entreprendre un séjour aux Etats-Unis pour y poursuivre ses études. Une fois là-bas, il s'inscrit à l'université de Pennsylvanie. Il reçoit son DDS

(Doctor in Dental Surgery = docteur en chirurgie dentaire) en 1906 (Villain, 1947).
De retour à Paris, il devient l'assistant d'Isaac Davenport (1854-1922), dentiste américain, et reprend sa place dans le corps enseignant de l'Ecole dentaire de Paris. En 1907, il est reçu au concours de chef de clinique de prothèse, puis à celui de professeur de clinique de couronnes, bridges et orthodontie en 1908. En 1909, il est nommé professeur du cours théorique de prothèse, bridges et orthodontie, fonction à laquelle il s'est consacré jusqu'à la fin de sa vie. Déployant des qualités pédagogiques remarquables, il laisse chez tous les élèves qu'il a formés une empreinte des plus profondes et un souvenir reconnaissant pour un homme si enthousiaste, si affable envers ses étudiants (Villain, 1947).

Entré en 1907 au conseil d'administration de l'école, il y occupe le poste de secrétaire général de 1910 à 1919. Cette année-là, il est nommé directeur de l'enseignement. Sous son autorité, les programmes sont révisés. Il joue un rôle prépondérant dans le développement de l'enseignement sur fantôme et dans l'enseignement de la prothèse tant clinique que de laboratoire. En 1920, il devient directeur adjoint, puis en 1926, il est le nouveau directeur de l'Ecole dentaire de Paris. Il le demeure jusqu'à sa mort (Roy, 1938).
Digne successeur de Charles Godon, il concentre ses efforts dans le maintien du renom mondial du titre *« Diplômé de l'Ecole dentaire de Paris »*. D'ailleurs, lorsque Godon prend sa retraite, c'est à Georges Villain et à Léon Frey, autre professeur à l'Ecole dentaire de Paris, qu'il confie la direction de la bibliothèque du chirurgien-dentiste qu'il a fondée.

Auteur de très nombreuses communications à la Société d'Odontologie de Paris, il prend sa vice-présidence en 1913, puis, sa présidence en 1920. Cette même année, il prend aussi la vice-présidence de la section odontologie de l'Association française pour l'avancement des Sciences, qu'il finit par diriger en 1921 (Villain, 1947).
Apportant une ardeur et une générosité uniques dans la diffusion de ses idées basées sur des connaissances étendues dans tous les domaines de l'odontologie, Villain a produit une

œuvre considérable. Il était également membre du comité de rédaction de *L'Odontologie* et l'est resté pendant 30 années (Villain, 1947).

« *En février 1923, Georges Villain présente un nouveau procédé d'immobilisation des dents en mettant au point ce qui sera communément appelé le « stellite de contention »* (Zimmer, sans date). » A la fin de sa carrière, il s'intéresse tout particulièrement aux pressions exercées sur les dents (Zimmer, sans date).
Maître de l'orthodontie, il poursuit une œuvre de vulgarisation des plus persévérantes concernant la prophylaxie des malformations dento-maxillaires, qui l'amène tout naturellement à présider les congrès d'orthopédie maxillo-faciale de 1924 et 1933. Entre-temps, il prend les commandes de l'European Orthodontological Society en 1932 et en préside le meeting l'année suivante. De 1934 à 1937, il dirige l'International College of Dentists (Villain, 1947).

Il apparaît parmi les membres de la Fédération dentaire nationale (FDN) pour la première fois en 1907 et en prend la présidence de 1924 jusqu'à sa mort. De même, il rejoint la FDI en 1908 et assiste à partir de cette date à toutes les manifestations de cette société (Roy, 1938). Sa place y est prépondérante. Il en devient le secrétaire adjoint en 1914, le secrétaire général en 1926. Fortement impliqué dans ses travaux, il est le président du VIIIème congrès dentaire international tenu à Paris, en 1931. Il a déployé lors de cette grande réunion une activité si formidable que le congrès a été une des plus belles manifestations scientifiques de l'époque. 3 000 congressistes s'étaient réunis pour l'occasion, qui l'ont acclamé président de la FDI, fonction qu'il occupe jusqu'en 1936 où il en devient président d'honneur. L'ensemble des rapports et travaux qui y ont été présentés a fait l'objet de deux gros volumes de plus de 3 000 pages dont Villain a assuré la publication. A l'issue du congrès dont l'organisation s'est révélée en tous points remarquables, lors du repas de gala, une plaquette en bronze lui a été remise par l'ensemble des adhérents pour son œuvre remarquable (Villain, 1947).

Membre d'honneur de nombreux congrès étrangers, un grand nombre de sociétés ont tenu à le voir figurer dans leurs membres honoraires : l'Association générale des dentistes de Belgique, la Société odontologique finlandaise, la Royal Society of Medicine, la Société dentaire de Montréal, la Sociedad dental de Caracas (Venezuela), la Dansk Tandloegeforeing (Danemark), la Société hellénique d'odonto-stomatologie, la Academia de Estomatologia del Peru, la Sociedad odontologico de Valparaiso et celle du Chili, la Federacion dental mexicana, la Société dentaire nippone, la Kaiserlich Deutsche Leopoldina Akademie der Naturforscher (Allemagne), l'Union des chirurgiens-dentistes de Bulgarie, l'Association des stomatologistes de Lwow (Pologne), l'Association des dentistes autrichiens, (Villain, 1947)...

Il a été nommé aussi docteur en chirurgie dentaire honoris causa et professeur honoraire de l'université Laval à Montréal, docteur ès sciences honoris causa de l'université de Pennsylvanie, et docteur en droit honoris causa de l'université Loyola de Chicago (Villain, 1947).
En outre, il est fait chevalier de la Légion d'honneur en 1923, puis officier en 1936. Il est aussi commandeur de l'ordre d'Isabelle la Catholique en 1925, chevalier de l'ordre du Roi Léopold en 1933 et commandeur du Mérite autrichien en 1937 (Roy, 1938).

Il décède tragiquement suite à un accident d'automobile à l'âge de 57 ans. Il était une des plus importantes figures de la dentisterie française. Il laisse, derrière lui, 241 publications en français, en anglais et en allemand. Il a effectué 129 communications en français et en anglais, dans le monde entier. Les hommages commémorant sa mort se multiplient dans tous les journaux confraternels et dans toutes les langues (Villain, 1947). Un buste est inauguré en son honneur le 23 juillet 1939, à l'Ecole dentaire de Paris, au 45, rue de la Tour-d'Auvergne, dans le IXème arrondissement de Paris (Villain, 1947). Aujourd'hui, un prix de la FDI destiné à récompenser certains travaux scientifiques porte son nom.

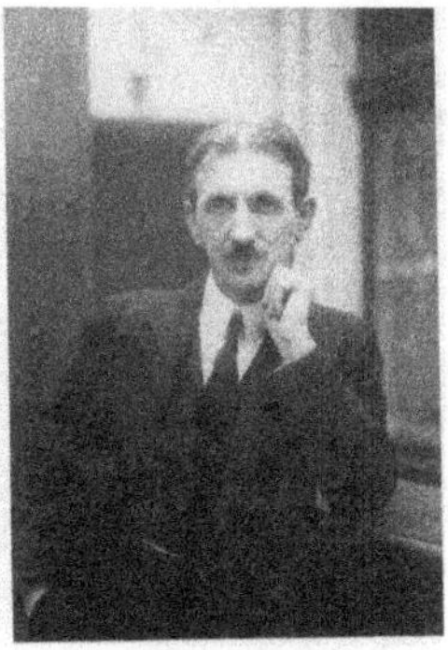

Professeur Georges Villain (1881-1938)
(© BIUM).

Références bibliographiques :

BIUM, communication personnelle, http://www.bium.univ-paris5.fr, Paris, 2008.

Deranian Martin, *Miracle Man of the Western Front*, Chandler House Press, Worcester, 2007.

Ennis John, *The Story of the Fédération dentaire internationale (1900-1962)*, FDI (ed.), Londres, 1967.

Mme Georges Villain, *Georges Villain (1881-1938), In Memoriam*, Paris, n°864/1000, 1947.

Riaud Xavier, *Première Guerre mondiale et stomatologie : des praticiens d'exception...*, L'Harmattan (éd.), Collection Médecine à travers les siècles, Paris, 2008.

Roy Maurice, « Georges Villain, sa vie, son œuvre », in *L'Odontologie*, 1938.

Zimmer Marguerite, « Petite histoire de l'art dentaire du XVIIIème siècle à 1950 », in *Actes de la Société française d'histoire de l'art dentaire*, Paris, sans date, http://www.bium.univ-paris5.fr.

Article original :

Riaud Xavier, « Georges Villain, président de la Fédération dentaire internationale (FDI) », in *Le Chirurgien-Dentiste de France*, 18/06/2009, n° 1398, pp. 68-70.

Georges Villain (1881-1938), dentiste militaire de la Grande Guerre

Une fois n'est pas coutume. Après avoir présenté la carrière impressionnante et l'œuvre hautement prolifique de Georges Villain, il m'a semblé indispensable de revenir sur son action pendant la Première Guerre mondiale qui a été aussi édifiante. Si un dentiste français a été adulé dans le monde entier, Georges Villain a été celui-là. Un hommage s'impose.

Professeur de prothèse à l'Ecole dentaire de Paris au début de la Première Guerre mondiale, Villain est mobilisé le 2 août 1914, en tant qu'auxiliaire au dépôt du 13ème régiment d'artillerie à Vincennes. Aussitôt, il y crée un service dentaire qui se charge de la remise en état de la bouche de chaque homme avant son départ au front. En septembre 1914, il fonde le premier service d'appareillage des édentés (E. D. P. V. G. 88). Dans le même temps, il dirige le service dentaire de garnison de l'Ecole dentaire de Paris (Dispensaire militaire 45).
Il administre aussi, depuis leur fondation, les services de prothèse maxillo-faciale du Dispensaire militaire V. G. 88 (1915), de l'hôpital Michelet (1915), du service de chirurgie et de prothèse maxillo-faciale de l'hôpital canadien de Saint-Cloud (1916), de l'hôpital 112 à Saint-Ouen (1917) et de l'hôpital Edith Cavell (1917) (Villain, 1947).
En 1916, il gère l'Ecole de rééducation des mutilés de l'Ecole dentaire de Paris. Cette année-là, il est nommé dentiste militaire lors de la création du grade. Il est chargé de la section de prothèse dentaire de l'Ecole Rachel consacrée aux veuves et aux orphelins. Il met en place également le service dentaire

d'usine. Il officie notamment dans les usines Renault et Citroën (Anonyme, 1938).
En 1917, il est initiateur des équipes volantes exprimant ainsi un vœu formulé au congrès dentaire interallié de 1916. Il s'occupe de leur première application en situation au camp de Mailly en juillet. Le commandement lui adresse plusieurs lettres de félicitations concernant le fonctionnement des diverses cliniques installées dans ce camp, qui ont permis d'assurer la remise en état des bouches et l'appareillage dentaire de 3 000 hommes en moins de 5 semaines, sans retarder leur instruction militaire. Cette même année, il dirige le service d'assistance dentaire aux réformés n°2 à l'Ecole dentaire de Paris (Villain, 1947).

Secrétaire à la Fédération dentaire nationale (FDN), il travaille d'arrache-pied à la reconnaissance dans l'armée, du statut et du grade de dentiste militaire. Le 9 septembre 1915, Villain envoie un rapport commandé par Justin Godart (1871-1956), Sous-secrétaire d'Etat au Service de Santé des Armées de 1915 à 1918, au nom de la FDN, au ministre de la Guerre Gallieni (1849-1916) demandant l'institution de dentistes militaires sur le front (Riaud, 2008). Il y établit notamment un schéma récapitulatif du fonctionnement général du service dentaire et de stomatologie sur le front (Villain, 1917).
Le 26 février 1916, Raimond Poincaré (1860-1934) ordonne par décret la création d'un corps de dentistes militaires, pour la durée de la guerre seulement (Augier, 1986).
Dans le même temps, en janvier 1916, Blatter, président de la FDN, et Georges Villain, représentant de l'Ecole dentaire de Paris, se rendent auprès de Lacaze (1860-1955), ministre de la Marine, pour attirer l'attention de ce dernier sur la nécessité de créer un corps de dentistes militaires dans la Marine. Plusieurs visites se succèdent les unes aux autres. Lacaze envoie aussi son rapport au président Poincaré qui donne son accord le 1er mars 1916.
Une fois les deux décrets parus au Journal Officiel, la FDN s'empresse d'envoyer le texte à tous les chirurgiens-dentistes français dans une lettre datée du 3 mars 1916. Blatter, le président de la FDN, et Villain, son secrétaire général, en sont les signataires (Augier, 1986).

Les pourparlers pour la création d'officiers dentistes avec Godart se poursuivent jusqu'à son départ le 8 février 1918. La FDN salue l'événement avec émoi et le remercie pour son travail remarquable au service de la profession.
Dès le 20 mars 1918, Lucien Mourier, successeur de Justin Godart, reçoit en audience Blatter et lui confirme le prochain dépôt du projet de loi en vue de la création d'officiers dentistes, préparé par son prédécesseur. Le 25 mars 1918, le dossier est déposé à la Chambre des députés, au nom du ministre de la Guerre et du ministre des Finances.
Le 25 avril 1918, une délégation composée de Blatter et de Villain pour la FDN, et des trois directeurs des écoles de Lyon, et de Paris (2 écoles : Ecole dentaire de Paris et Ecole odontotechnique), rencontre Mourier et discute de certaines clauses du projet de loi, comme notamment les insignes distinctifs des futurs officiers. Tout au long du mois de mai, les plus hautes instances de la profession s'unissent pour s'assurer du concours actif du rapporteur M. Lorimy et de la commission de l'armée de la Chambre des députés.
Cette dernière adopte le 5 juillet 1918, une loi par laquelle un corps d'officiers dentistes est définitivement constitué sans limitation de durée. Ils peuvent dès lors accéder au rang de lieutenant et de sous-lieutenant. Le mardi 8 octobre 1918, le Sénat approuve cette loi. Le 18 octobre 1918, le Parlement vote la loi en question qui paraît au Journal Officiel, le 20 octobre 1918 (Augier, 1986).

Par suite de la démobilisation, il n'y a plus de dentiste militaire dans l'armée active. Aussi, le 23 octobre 1919, Mourier décide de solliciter les dentistes civils en leur offrant des conditions de rémunération tout à fait intéressantes. La FDN, par l'intermédiaire de Villain, se mobilise aussitôt afin que les praticiens puissent poursuivre leur action auprès des grands blessés de la face. De plus, il insiste sur l'importance de l'engagement pris par l'Etat de soigner et d'appareiller les blessés de la face, leur vie durant. Enfin, il fait appel au sens patriotique et professionnel des civils afin qu'ils mettent au service de l'intérêt national: « *leur science, leur conscience et leur dévouement* (Augier, 1986). » « *Redevenus civils, nous devons continuer le rôle actif et méritoire que notre profession*

a joué pendant la guerre par devoir patriotique et professionnel, afin de permettre à nos organisations professionnelles de poursuivre leur action jusqu'à complète satisfaction de nos revendications équitables (Villain, 1919). »
Lors d'une conférence en date du 20 mai 1928, à l'Union fédérative des médecins de réserve, Villain a rendu hommage à ses confrères morts pour la France. *« Dans la profession dentaire française pendant la Guerre 14-18, le total des morts est évalué à 88 dentistes et à 156 citations* (Caliot, 1993). »

Le 9 novembre 1916, se déroule à Paris, le congrès dentaire interallié qui tient ses séances du 9 au 13 novembre pour les démonstrations et communications, et du 14 au 18 pour les visites dans les divers services et les différentes formations de Paris s'occupant de prothèses, et de restaurations maxillo-faciales. C'est le lundi 13 novembre qu'a lieu l'assemblée générale. Villain en est l'initiateur (Riaud, 2008).
Des conférences et des travaux pratiques, ainsi que des présentations de malades, sont faites par les congressistes au siège de l'Ecole dentaire de Paris au 45, rue de la Tour d'Auvergne (Musée du service de santé des armées au Val-de-Grâce, 2006). Les actes du congrès sont tous publiés par Georges Villain en 1917. Ils représentent deux tomes, 1 600 pages et 1 100 figures. Villain les publient en moins d'un an sans négliger un instant ses diverses responsabilités (Anonyme, 1938).

Passionné de prothèse dentaire, il met au point divers articulateurs qui conservent son nom. Il affirme que : *« Si une mâchoire fracturée doit reprendre une fonction normale et pas simplement être réunie dans ses divers fragments, alors, un équilibre dynamique peut être obtenu. »* A la fin de la guerre, il sort du conflit, convaincu de l'universalité de l'homme. *« Le rôle de l'homme dépasse le cadre de sa seule famille ou de sa patrie. »* Il ajoute encore : *« La solidarité humaine, qui va au-delà des limites de chaque nation, est le plus sacré des devoirs de l'homme* (Deranian, 2007). »

Pendant la guerre, il est chargé de missions par Justin Godart, en Angleterre auprès de la British Dental Association en juin

1916, puis en Amérique, à Chicago, au congrès mixte de la Canadian Dental Association et de la National Dental Association of United States, en juillet 1918. A la demande de l'American Institut of Dental Teachers, il assiste à leur réunion qui a lieu à Atlanta, en janvier 1919, et fait une tournée de conférences dans les Facultés dentaires (30) des Etats-Unis, et du Canada sur les lésions traumatiques de la face, et des maxillaires (Villain, 1947).
En 1917, il est demandé par l'armée américaine pour faire des cours aux Medical Training Schools de Langres en France et au camp de Greenleaf de Chattanooga aux Etats-Unis. Par la suite, il est de nouveau délégué par le gouvernement français aux Etats-Unis et au Canada, en 1919, puis en 1933, à Chicago (Villain, 1947).

A Georges Villain de conclure : *« J'aime ma profession et je suis fier d'elle en raison de la qualité des services qu'elle peut m'appeler à rendre à mes semblables* (Villain, 1935). *»*

Références bibliographiques :
Anonyme, « Georges Villain, dentiste militaire », in *Le Dentiste militaire*, mai 1938.
Augier Sylvie, *Les chirurgiens-dentistes français aux armées pendant la Première Guerre mondiale (1914-1918), Organisation d'un service dentaire et stomatologique*, Thèse Doct. Chir. Dent., Lyon I, 1986.
Caliot Vincent, *Rôle des chirurgiens-dentistes français aux armées durant la Première Guerre mondiale (1914-1918)*, Thèse Doct. Chir. Dent., Bordeaux II, 1993.
Chronique professionnelle, in *L'Odontologie*, 30/01/1916, pp. 20-24.
Deranian Martin, *Miracle Man of the Western Front*, Chandler House Press, Worcester, 2007.
Ennis John, *The Story of the Fédération dentaire internationale (1900-1962)*, FDI (ed.), Londres, 1967.
Mme Georges Villain, *Georges Villain (1881-1938), In Memoriam*, Paris, n°864/1000, 1947.
Musée du service de santé des armées au Val-de-Grâce, Paris, 2006.
Riaud Xavier, *Première Guerre mondiale et stomatologie : des praticiens d'exception...*, L'Harmattan (éd.), Collection Médecine à travers les siècles, Paris, 2008.
Riaud Xavier, « Georges Villain, président de la Fédération dentaire internationale (FDI) », in *Le Chirurgien-Dentiste de France*, 18/06/2009, n° 1398, pp. 68-70.
Roy Maurice, « Georges Villain, sa vie, son œuvre », in *L'Odontologie*, 1938.

Villain G., Rapport « Conclusion », in *Congrès dentaire interallié 1914-1917*, G. Villain (éd.), tome II, Paris, 1917, pp. 1486-1489.
Villain G., « Les services dentaires de l'armée et le concours des civils », in *L'Odontologie*, 30/12/1919, pp. 552-558.
Villain G., « Prothèse du voile, langue et pharynx (restaurations fonctionnelles de la phonation et de la déglutition) », in *Le Dentiste militaire*, n° 12, octobre 1935.

Hippolyte Morestin (1869-1919)

Hippolyte Morestin (1869-1919), est né à Basse-Pointe en Martinique dans les Antilles (Lamendin, 2006). Il est le fils d'un médecin qui décède en 1902 suite à une éruption volcanique qui fait 25 000 victimes. Sur le continent, Hippolyte est décrit comme un jeune homme *« calme, lunatique et malheureusement solitaire. »* Lorsqu'il arrive à Paris, il met très peu de temps pour atteindre les fonctions qu'il occupe au début de la guerre (Deranian, 2007). Ainsi, est-il professeur d'anatomie à la Faculté de Paris (Monestier, 2009, pp. 40-41).
Très intéressé par l'étude du cancer de la langue, il met tout le temps et le soin requis à ses dissections cervicales. Par contre, il se montre rapide et brutal dans la seconde étape : la glossectomie, proprement dite, exécutée sous anesthésie incomplète. Le grand problème, pour lui, a donc été de trouver une technique d'anesthésie adéquate.
A propos des cancers labio-bucco-pharyngés et maxillaires, la chirurgie large a été introduite en 1899, par Morestin. Avec le rebord alvéolaire du maxillaire inférieur, il enlevait, en bloc, tous les tissus mous contenus dans l'auge sous-maxillaire. L'opération, dite de Morestin, définie comme *« opération du cancer du plancher de la cavité buccale »*, a été ensuite modifiée et améliorée, mais est toujours connue (Lalardrie, 1972).
Lors des interventions, pour empêcher le sang de pénétrer dans les voies aériennes, il constate que la pompe à salive des dentistes est beaucoup trop faible pour être utilisée. Aussi, Morestin fait construire en 1902, un appareillage susceptible de remplacer les éponges qui s'imbibent du sang épanché dans le

pharynx. Il conçoit pour aspirer le sang et la salive, une pompe électrique puissante, branchée sur une canule (Lalardrie, 1972).

La circulaire n°14 198 C/7 « *Organisation de Services spéciaux de stomatologie de prothèse maxillo-faciale et de restauration de la face* » rédigée à Bordeaux, le 10 novembre 1914, annonce la création de trois centres de chirurgie maxillo-faciale : Paris, Bordeaux et Lyon. A Paris, l'hôpital du Val-de-Grâce existait déjà avant le début de la guerre (Ferret-Dussart, 2004). Il est réaménagé et agrandi en fonction des besoins dévolus à la guerre, ce qui fait de lui, le premier centre de chirurgie maxillo-faciale de France.

Dès le début du conflit, alors chef du service ORL à l'hôpital Saint-Louis de Paris, Morestin travaille à l'hôpital du Val-de-Grâce (Delaporte, 2004). Il y organise la Vème division des blessés de la face au sein du service de chirurgie générale, division qu'il dirige à partir du 14 décembre 1914 (Larcan & Ferrandis, 2008, p. 375). Son efficacité est telle qu'entre le 17 mars 1914 et le 30 octobre 1918, il publie pas moins de 45 articles dans les *Bulletins et mémoires de la société de chirurgie de Paris* sans oublier quelques contributions à des ouvrages médicaux. Chacun de ses textes étudie de manière approfondie toutes les étapes techniques et anatomiques de la chirurgie de reconstruction faciale (Domeck, 2006).

Morestin était convaincu qu'une peau large et du tissu sous-cutané étaient bénéfiques à la fermeture des blessures, et que cette dernière pouvait se matérialiser sans nécrose. De même, il a initié le concept de multiplier les incisions partielles pour le traitement d'une lésion de large ampleur (Backstein & Hinek, sans date).

En 1914, Morestin se rend à New York pour le congrès international de chirurgie. Il y défend avec conviction les greffes cartilagineuses. Il est fermement opposé aux greffes cutanées libres (Monestier, 2009, pp. 177, 207).

En juin 1915, Gillies, le célèbre chirurgien maxillo-facial anglais, qui lui rend visite, dit de lui : « *Je restais fasciné de le voir enlever la moitié d'un visage avec un horrible cancer et ensuite, de le voir adroitement rabattre un volet de la peau du cou pour reconstruire pas seulement la joue, mais aussi le côté du nez et de la lèvre, ceci en un seul temps.* »

C'est d'ailleurs à cette même époque que Morestin réalise la première greffe cartilagineuse. La méthode utilisée à cet effet porte d'ailleurs son nom (Monestier, 2009, pp. 41, 175).

En 1915 toujours, dans le *Bulletin de la société de chirurgie de Paris*, Morestin déplore le manque de suivi dentaire dans la vie des appelés, et plus particulièrement ceux dans les tranchées, ce qui complique d'autant, selon lui, les restaurations maxillo-faciales (Monestier, 2009, p. 240).

Le 20 janvier 1916, suite aux démarches entreprises par 5 dentistes, dont 3 Américains et 2 Français, dans le but de désengorger le Val-de-Grâce, l'American Face and Jaw Hospital ouvre ses portes. Le matériel neuf est fourni par la maison américaine S. S. White et par les Sœurs de l'Assomption. Le professeur Morestin en devient, à titre militaire, le chirurgien en chef, tout en conservant ses responsabilités au Val-de-Grâce (Riaud, 2008).

Seulement, Morestin refuse de travailler d'égal à égal avec les dentistes. *« Je ne veux d'eux que comme « mécaniciens » auxquels je ferai appel quand il me plaira et uniquement quand j'en aurai besoin »*. Malgré toutes les tentatives pour tenter de le convaincre, malgré l'intervention personnelle de l'ambassadeur américain et devant le refus des autorités de céder à ses exigences, le professeur Morestin a fini par ne plus venir à l'hôpital. Cette situation aurait pu être tragique pour les blessés. D'ailleurs, elle l'a été en ce sens que beaucoup d'entre eux auraient pu voir leur état amélioré, ce qui n'a malheureusement pas été le cas (Caliot, 1993). L'American Face and Jaw Hospital a fermé ses portes avant qu'un successeur à Morestin ne soit nommé.

Le 13 mars 1917, Morestin présente ce qu'il appelle les *« autoplasties par jeu de patience »* devant l'Académie de médecine. Ce sont des autoplasties sans apport de tissu étranger à la région, sans prélèvement de lambeau dans le voisinage ou à distance (Monestier, 2009, p. 226).

Usuellement, Morestin était dédaigneux des services des dentistes. Il estimait *« qu'il pouvait tout faire avec un scalpel »* (Converse, 1967). Toutefois, il a observé que, malgré ses reconstructions de mentons, les malades restaient sévèrement déformés. Constatant cela, il a pu apprécier les travaux de prothèses du Dr Kelsey Fry, célèbre dentiste anglais. Les

résultats esthétiques ainsi obtenus s'en sont aussitôt ressentis (Brophy, 1922).
En 1918, dans son livre remarquable intitulé *Les blessures de la face*, Morestin refuse de pratiquer des greffes épidermiques ou dermo-épidermiques (Monestier, 2009, p. 206).
Le 28 juin 1919, les officiels se réunissent au Château de Versailles pour approuver le Traité de la Paix. Clémenceau (1841-1929) souhaite associer des grands blessés à cet événement. Il mandate le Gouverneur de Paris pour entrer en contact avec le médecin-chef du service de chirurgie maxillo-faciale de l'hôpital du Val-de-Grâce afin de désigner une délégation de cinq blessés. C'est Morestin qui choisit le premier d'entre eux, Albert Jugon (1890-1959) qui est hospitalisé depuis plus de quatre ans et a été un des premiers à avoir été admis dans son service, un des fondateurs de l'Union des blessés de la face et de la tête (1921). C'est encore Morestin qui nomme les quatre autres (Riaud, 2008, p. 114).

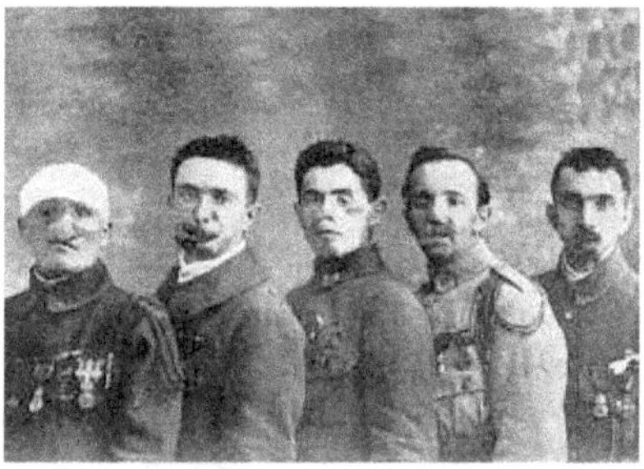

De gauche à droite : Eugène Hébert, Henri Agogué, Pierre Richard, Albert Jugon, André Cavalier
(© Union des blessés de la face et de la tête).

En 1919, âgé de 49 ans, Hippolyte Morestin est mort de complications pulmonaires résultant de l'épidémie de grippe espagnole (1918-1919) (Deranian, 2007).
Il laisse derrière lui 634 articles et communications (Lalardrie, 1972), et un livre de référence.
A sa mort, il est unanimement reconnu comme un des pères de la chirurgie maxillo-faciale et esthétique dans le monde. Sa notoriété est si importante qu'au cours d'un voyage aux Etats-Unis (1914 ?), Al Capone (1899-1947), le célèbre parrain de la

mafia de Chicago, exige de n'être soigné que par lui. Il a soigné également Sarah Bernhardt (1844-1923), la célèbre actrice. Morestin a aussi reçu dans son service de nombreux confrères étrangers venus assister à des démonstrations de ses procédés de restauration. Il laisse derrière lui des disciples illustres (notamment Raymond Passot, Suzanne Noël, ou encore Léon Dufourmentel qui lui succède en 1919 au Val-de-Grâce, « pères » fondateurs de la chirurgie esthétique, mais aussi Thierry de Martel, un des précurseurs de la neurochirurgie). De taille moyenne, il est reconnu d'une générosité absolue envers ses patients, mais vis-à-vis de ses confrères, il s'est révélé souvent lunatique et d'une extrême prétention. Les infirmières travaillant pour lui étaient remplies d'admiration pour son dévouement et son abnégation sans limite pour ses malades. Toutefois, beaucoup gardent également en mémoire sa curiosité scientifique sans cesse renouvelée, sa soif de connaissances, et sa puissance de travail extraordinaire (Lalardrie, 1972). S'il n'a pas été le premier à s'essayer à la chirurgie maxillo-faciale, il a été indiscutablement le premier à s'essayer à toutes les spécialités complémentaires et attenantes à celle-ci, y compris l'odontologie. Il avait parfaitement compris que, dans toute intervention chirurgicale, même la plus simple, il devait y avoir une approche esthétique.

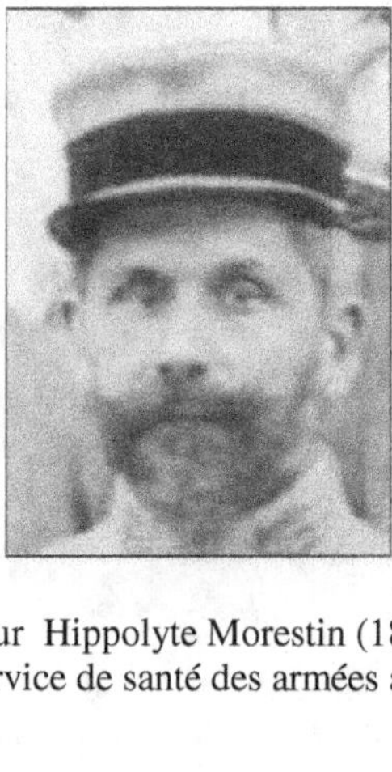

Professeur Hippolyte Morestin (1869-1919)
(© Musée du service de santé des armées au Val-de-Grâce).

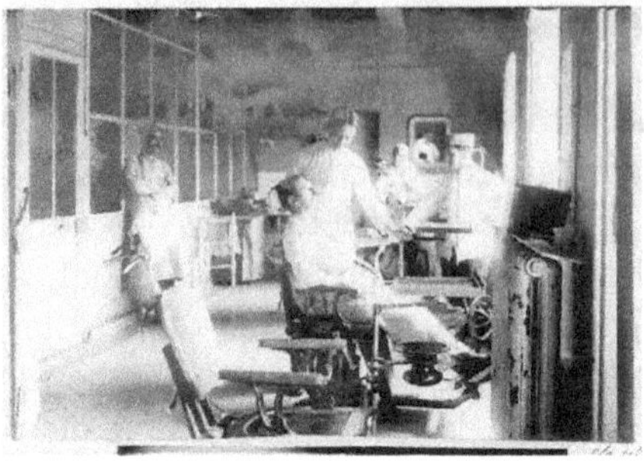

Paris, hôpital du Val-de-Grâce.
Salle de clinique du service de Stomatologie
(© Musée du service de santé des armées au Val-de-Grâce).

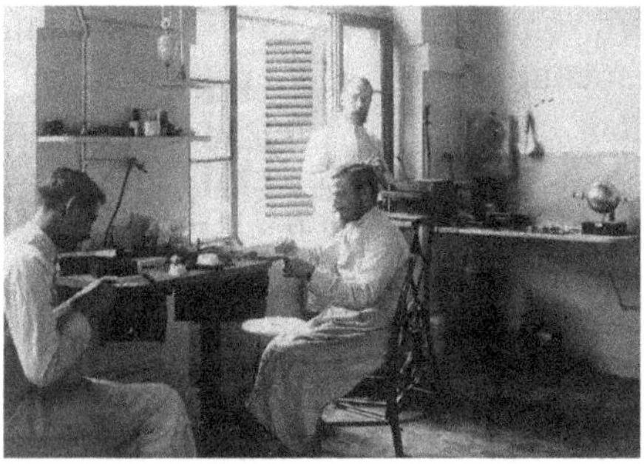

Paris, hôpital du Val-de-Grâce.
Deuxième laboratoire de prothèse dans le nouveau local
(© Musée du service de santé des armées au Val-de-Grâce).

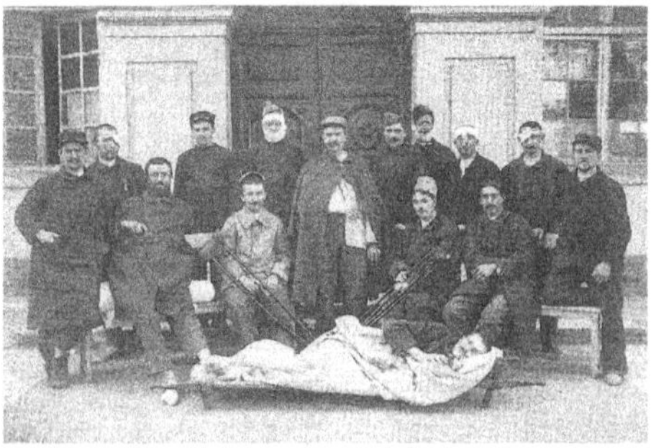

Paris, hôpital du Val-de-Grâce.
Vème division des blessés de la face
(© Musée du service de santé des armées au Val-de-Grâce).

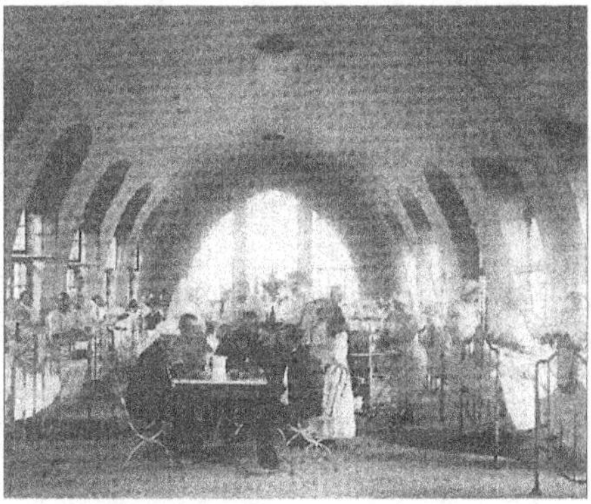

Paris, hôpital du Val-de-Grâce.
Salle commune des blessés de la face
(© Musée du service de santé des armées au Val-de-Grâce).

Références bibliographiques :

Backstein Richard & Hinek Anne, « War and Medicine: The origin of Plastic Surgery », in *Historical Review*, http://www.umj.org, sans date.

Brophy Truman, « Fifty Years Observation of Oral Surgery », in *Journal of the National Dental Association*, July 1922, 9 : 7.

Caliot Vincent, *Rôle des chirurgiens-dentistes français aux armées durant la Première Guerre mondiale (1914-1918)*, Thèse Doct. Chir. Dent., Bordeaux II, 1993.

Converse John, « Plastic surgery : The Twentieth Century, the Period of Growth (1914-1939) », in *Surgical Clinics of North America*, April 1967, 47 : 2.

Delaporte Sophie, *Gueules cassées de la Grande Guerre*, Agnès Viénot (éd.), Paris, 2004.

Deranian Martin, *Miracle Man of the Western Front*, Chandler House Press, Worcester, 2007.

Domeck François-Eric, *Les « Gueules cassées » de la Grande Guerre. Réhabilitation prothétique et chirurgicale : vers une identité retrouvée*, Thèse Doct. Chir. Dent., Lille 2, 2006.

Ferret-Dussart Karine, *La chirurgie maxillo-faciale à travers l'histoire*, Glyphe et Biotem (éd.), Collection Société, histoire et médecine, Paris, 2004.

Lalardrie J. P., « Hippolyte Morestin (1869-1918) », in *Br. J. Plast. Surg.*, Jan. 1972 ; 25 (1) : 39-41.

Lamendin Henri, *Praticiens de l'art dentaire du XIVème au XXème siècle (Recueil d'anecdodontes)*, L'Harmattan (éd.), Collection Médecine à travers les siècles, Paris, 2006.

Larcan Alain & Ferrandis Jean-Jacques, *Le service de santé aux armées pendant la Première Guerre mondiale*, LBM (éd.), Paris, 2008.

Monestier Martin, *Les Gueules cassées, les médecins de l'Impossible (1914-1918)*, Le Cherche Midi (éd.), Paris, 2009.

Musée du service de santé des armées au Val-de-Grâce, communication personnelle, Paris, 2006, 2007 et 2009.

Riaud Xavier, *Première Guerre mondiale et stomatologie : des praticiens d'exception...*, L'Harmattan (éd.), Collection Médecine à travers les siècles, Paris, 2008.
Union des blessés de la face et de la tête, communication personnelle, Paris, 2006.

Article original :
Riaud Xavier, « Hippolyte Morestin (1869-1919), l'as français de la reconstruction du visage », in *Le Chirurgien-Dentiste de France*, 12/03/2009, n° 1385, pp. 37-39.

Emile-Jules Moure (1855-1941)

Emile naît à Bordeaux, en 1855. Il fait sa médecine à Paris qu'il quitte pour Bordeaux où il revient en 1880.
Au milieu du XIXème siècle, les infections ORL sont soignées séparément. Moure est convaincu de la nécessité de créer une discipline commune. En quête de savoir, il séjourne en Allemagne, en Autriche, en Russie et en Grande-Bretagne, d'où il revient avec le miroir de Clar, de nouvelles techniques et du matériel maniable (http://fr.wikipedia.org, 2009, pp. 1-2).
Il décide alors de créer un établissement d'enseignement libre en ORL, qui ouvre ses portes en 1880. C'est une première en France. Des étudiants du monde entier y sont accueillis. Des centaines de médecins y sont formés. La même année, encore à Bordeaux, il fonde la *Revue mensuelle de laryngologie, d'otologie et de rhinologie* (http://fr.wikipedia.org, 2009, pp. 1-2). Moure est alors un des rares véritables ORL en France. Emile contribue le 21 septembre 1882, à la création officielle de la Société française d'otologie et de laryngologie. Il en a d'ailleurs été le véritable fondateur. Il en avait émis le projet dans le n° 13 de la *Revue mensuelle de laryngologie, d'otologie et de rhinologie* en date du 1er août 1881. En 1889, il préside cette société. En 1892, la société change de nom et fait apparaître la troisième spécialité. Elle se nomme dès lors : Société française d'otologie, de laryngologie et de rhinologie. En 1891, il est chargé de cours en ORL et est tout naturellement titulaire de la première chaire en ORL créée en France, en 1913 (http://fr.wikipedia.org, 2009, pp. 1-2).
Il publie son *Traité pratique des maladies des fosses nasales, de la cavité naso-pharyngienne et des sinus de la face* en 1895.

Moure jouit d'une aura mondiale difficile à exprimer aujourd'hui. Un silence tout particulièrement respectueux se fait à son entrée dans une salle de cours (Cot, 2006, pp. 1-2).

Au début de la Première Guerre mondiale, il dirige le service d'ORL à l'hôpital temporaire n° 25 de Talence et le service de consultation d'ORL à l'hôpital Saint-André (Ferret-Dussart, 2004, pp. 154-158 & Riaud, 2008, pp. 89-95).

En octobre 1917, Moure devient chef de service du centre maxillo-facial de Bordeaux, XVIIIème région (Monestier, 2009, p. 46). En 1922, il décrit une technique chirurgicale de volet jugal (Hardt, 2007, pp. 6-9).

A la fin de sa carrière, Moure se cherche un successeur. Il le trouve en la personne de Georges Portmann (1890-1985) qui épouse sa fille en 1918, devient chef de clinique en 1920, professeur agrégé en 1923 et enfin professeur titulaire de la chaire d'ORL de la faculté de médecine de Bordeaux en 1926.

Moure écrit une histoire de la Société française d'otologie, de laryngologie et de rhinologie en 1930 (Cot, 2006, pp. 1-2).

Il décède en 1941.

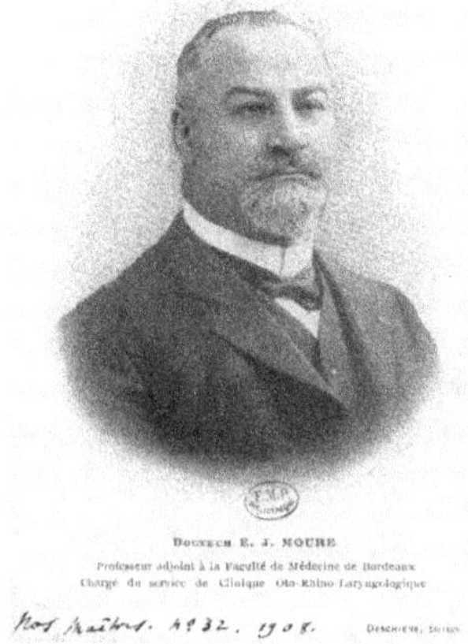
Docteur E. J. MOURE
Professeur adjoint à la Faculté de Médecine de Bordeaux
Chargé du service de Clinique Oto-Rhino-Laryngologique

Professeur Emile Moure (1855-1941)
(© BIUM).

Références bibliographiques :

BIUM, communication personnelle, Paris, 2009.

Cot Bruno, « Les Portmann : pionniers de l'ORL », in *L'Express*, www.lexpress.fr, 16/11/2006, pp. 1-2.

Ferret-Dussart Karine, *La chirurgie maxillo-faciale à travers l'histoire*, Glyphe et Biotem (éd.), Collection Société, histoire et médecine, Paris, 2004.
Hardt Nicolas, « Sigmund Freud, his oral neoplastic disease and oral, maxillary, and facial surgery », in *AO Dialogue*, n° 1, 2007, pp. 6-9.
http://fr.wikipedia.org, *Emile-Jules Moure*, 2009, pp. 1-2.
Monestier Martin, *Les Gueules cassées, les médecins de l'Impossible (1914-1918)*, Le Cherche Midi (éd.), Paris, 2009.
Riaud Xavier, *Première Guerre mondiale et stomatologie : des praticiens d'exception...*, L'Harmattan (éd.), Collection Médecine à travers les siècles, Paris, 2008.

Henri Joseph Lentulo (1889-1981)

Henri Lentulo naît à Nice. Braye affirme qu'à peine reçu au certificat d'études primaires, à Nice, il jette tous ses livres et cahiers dans le Paillon, en jurant qu'il ne referait plus d'études[1]. Par la suite, de 1904 à 1909, il fait, tout d'abord, un apprentissage chez un mécanicien-dentiste niçois, puis un dentiste marseillais, et devient chef de laboratoire chez un autre, à Calais[2].

En ce temps, paraissent les décrets modifiant les études dentaires, les faisant passer de trois à cinq ans, mais une mesure transitoire est possible pour ceux qui s'inscrivent en septembre 1909. Ce que fait donc, Lentulo, à l'Ecole dentaire de Paris, le 5 septembre 1909, dont il sort diplômé en décembre 1911. En 1912, il est diplômé en dentisterie à l'université royale de Turin. La guerre ayant éclaté, dès le 28 août 1914, il s'engage volontairement en tant qu'étranger, car étant italien, et devient soldat de 2ème classe au 1er régiment de marche étranger. D'après Braye, le 14 octobre 1914, il rejoint la Légion italienne comme 2ème classe. Le 13 novembre 1914, il est nommé médecin auxiliaire à titre étranger au 4ème régiment de marche[2]. En mars 1915, il est médecin auxiliaire en Avignon. Le 30 avril 1915, il arrive à Orléans et se retrouve au 2ème régiment étranger. Braye stipule que le 15 juin 1915, il est dirigé sur le 359ème régiment d'infanterie, après avoir été le 16 mai 1915, à la gare sanitaire de Gray. Du 21 au 26 juin 1915, il est engagé dans les combats de la Fontenelle près de Laon. Du 1er au 6 juillet 1915, il combat au Ban de Sapt Vosges près de Saint Dié. Du 26 juillet au 6 août 1915, son régiment se bat dans la région de Lingerkopf. Le 13 août 1915, il est cité à l'ordre du 359ème régiment. Braye mentionne que du 28 septembre au 20 octobre 1915, sa troupe est engagée en Champagne. Du 23 juin au 7 juillet 1916, Lentulo se trouve devant Verdun. Braye affirme qu'il y est gazé le 7 juillet 1916. Il est aussitôt évacué, puis affecté, en maxillo-faciale, à l'hôpital de Montpellier, le 10 octobre 1916. Le 27 décembre 1916, il est nommé dentiste militaire. Le 26 juin 1917, il est dentiste au 2ème bataillon de chasseurs de Neufchâteau. Du 3 juillet au 3 octobre 1917, il est impliqué dans les affrontements de Flirey Beaumont, près de Nancy. Du 5 au 23 octobre 1917, il est de ceux de Pont à Mousson. Le 21 janvier 1918, il est envoyé à Milan, pour constituer le centre de chirurgie maxillo-faciale de l'armée d'Italie. Comme le signale Braye, il est décoré de la Croix de guerre avec palmes et étoiles, et est cité à l'ordre du régiment. Il n'a jamais parlé de ce qu'il avait vécu[4].

En fin 1918 ou au début de 1919, il devient le collaborateur de Godon à Paris.

Lentulo est aussi impliqué dans l'identification odontologique de soldats morts pendant la Grande Guerre[5]. Ainsi, comme le souligne Dussourt (2004), dans un article paru dans *L'Odontologie* du 28 novembre 1921, son premier d'ailleurs, Henri Lentulo relate comment il a réalisé l'identification d'un officier tué au début de la guerre. Dussourt (2004) précise que le schéma dentaire de la personne recherchée a été reconstitué par le praticien traitant à l'aide de la fiche de soins. Ce schéma dentaire a été comparé avec les bouches de 83 squelettes exhumés à la fin de la guerre. 80 squelettes ne présentaient aucun soin. Ils ont été logiquement écartés. Il restait 3 corps dont les bouches présentaient des soins dentaires. Dussourt (2004) affirme que le premier corps examiné a été le bon. Les éléments du schéma et ceux relevés en bouche correspondaient point par point (type de travaux : aurification, émaux, localisation en bouche). Le corps était identifié[6].

Henri Lentulo conclut son article par ces mots : *« Il ne nous semble pas nécessaire d'insister davantage sur la justesse absolue d'un procédé qui a fait ses preuves depuis longtemps et qui est appelé à être employé souvent, maintenant qu'il est procédé à des exhumations fréquentes des morts de la Grande Guerre dont la reconnaissance est souvent entourée de grandes difficultés*[7]. »

Il est naturalisé français en 1925. Après de nombreuses expérimentations, en 1928, il présente le *« bourre-pâte Lentulo »*. Il le fait fabriquer industriellement en Suisse. Un brevet d'invention lui est délivré. Le « lentulo » est officiellement né[8].

En 1929, Henri publie « Observations sur les descellements des pivots dentaires », ainsi que « Dispositif stabilisateur pour les appareils de prothèse ». Et, préoccupé par les nouveaux modes de communication, il écrit en 1933, « Propagande d'hygiène dentaire et TSF ». Stagiaire au service de prothèse, à l'Ecole dentaire de Paris, en 1930, il y est titularisé en 1931 et confirmé trois ans plus tard. Il est nommé exceptionnellement chef de clinique, sans concours, en 1935. Il semblerait qu'il a toujours refusé de se présenter à des concours et de faire passer des examens.

En 1937, il fait paraître « D'une conception uniquement mécanique du traitement conservateur des dents dépulpées », puis, en 1938, « Les indications de traitement de l'obturation des canaux infectés en une seule séance ». Il a écrit bien d'autres articles, trop nombreux pour être énumérés, ici. Il a présidé la Société odontologique de Paris, puis l'Association d'enseignement d'odonto-stomatologie.

Le 13 juin 1962, il reçoit la Légion d'honneur. Braye signale qu'en 1971, il préside le 2ème congrès des chirurgiens-dentistes de France. Cette même année, lui est décernée la médaille d'argent de la ville de Paris[9].

A 80 ans, Henri Lentulo décide de cesser son travail au fauteuil. A noter qu'il fabriquait lui-même sa prothèse[10]. Il décède à Gap, le 27 janvier 1981.

Braye a comptabilisé 21 publications nationales et internationales, s'échelonnant de 1921 à 1964.

D'après Braye toujours, le 15 décembre 1989, à l'hôpital Saint-Roch de Nice, dans le service d'odontologie portant son nom, une plaque commémorative est apposée en l'honneur du centenaire de sa naissance. De plus, le 6 février 2003, le jardin Henri Lentulo a été inauguré à Nice[11].

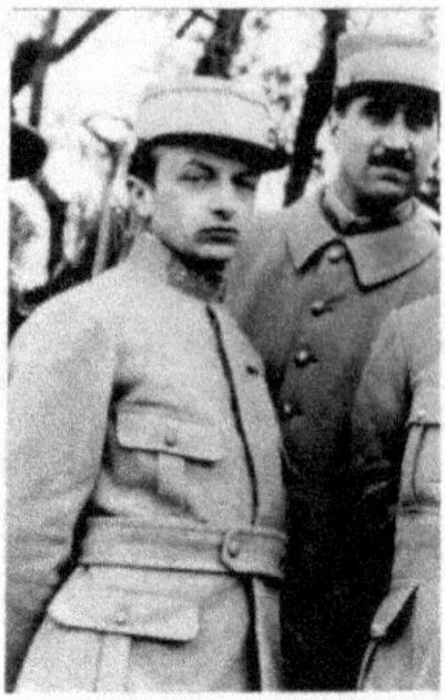

Pendant la guerre 14-18

Monsieur Henri Lentulo (1889-1981) en uniforme pendant la guerre[12].

Références bibliographiques :
(3), (4), (9), (11) : Braye Gérard, « Biographie de Henri Lentulo (1889-1981) », in *Actes de la Société française d'histoire de l'art dentaire*, Paris, http://www.bium.univ-paris5.fr, sans date.
(12) : Deville Jacqueline, collection privée, communication personnelle, Gap, 2007.
(5), (6) : Dussourt Eric, « Identification bucco-dentaire et Guerre 14-18 », in *Actes de la Société française d'histoire de l'art dentaire*, Rouen, http://www.bium.univ-paris5.fr, Rouen, 21-22/04/2006, pp. 43-45.
(2) : Faus-López Joan, « Le bourre-pâte d'Henri Lentulo (1889-1981) : origine et évolution lexicographique », in *Actes de la Société française d'histoire de l'art dentaire*, Paris, http://www.bium.univ-paris5.fr, Reims, 29-30/04/2005, pp. 1-7.
(1), (8), (10) : Lamendin Henri, *Praticiens de l'art dentaire du XIVème au XXème siècle (Recueil d'anecdodontes)*, L'Harmattan (éd.), Collection Médecine à travers les siècles, Paris, 2006.
(7) : Lentulo Henri, « Identification des cadavres par la fiche dentaire », in *L'Odontologie*, 28/11/1921.
Riaud Xavier, *Première Guerre mondiale et stomatologie : des praticiens d'exception...*, L'Harmattan (éd.), Collection Médecine à travers les siècles, Paris, 2008.

Suzanne Noël (1878-1954)

Suzanne Gros est née à Laon, dans l'Aisne, en 1878. En 1897, elle épouse le docteur Henri Pertat qui l'aide à mener à bien ses études. En 1900, elle obtient son baccalauréat, puis son P. C. N. A l'aube du XXème siècle, elle entame sa médecine. En 1908, elle est nommé externe des hôpitaux. Elle se retrouve dans le service du professeur Hippolyte Morestin. Elle y rencontre André Noël qui deviendra son second mari. A peine arrivée, elle voue une admiration sans borne à son chef de service. Elle est fascinée par sa dextérité. En 1909, elle est externe dans le service de dermatologie du professeur Brocq où elle apprend les rudiments des traitements par la douche filiforme. Noël et elle préparent alors le concours de l'internat. De leur rencontre, naît une petite fille Jacqueline. En 1912, Suzanne se présente au concours de l'internat et y est classée première à l'écrit. Elle finit quatrième sur soixante-sept à l'issue de l'ensemble des épreuves (Jacquemin, 1988, pp. 21-28).

En 1912, elle soigne la grande Sarah Bernhardt (1844-1923), la célèbre comédienne, qui a subi un lifting facial aux Etats-Unis soldé par un demi échec.

En 1913, elle est interne avec Noël dans le service de Brocq, à Saint-Louis.

En août 1914, Noël est mobilisé. Dégagé de toute obligation, Pertat s'engage malgré tout. Inhalant un gaz de combat en 1915, il décède des suites en 1918.

Pendant la guerre, sans avoir soutenu sa thèse, comme tous les internes, Suzanne est autorisée à exercer la médecine de ville. Elle tombe malade et demande un congé illimité à l'Assistance publique. En 1916, elle contacte Thierry de Martel (1875-1940), ancien interne de Morestin, père fondateur de la neurochirurgie, pour qu'il la forme aux techniques de chirurgie réparatrice et correctrice. Elle peut ainsi participer à l'effort de guerre en soignant les « Gueules cassées ». Elle travaille dans des conditions matérielles précaires. Les blessés de la face voyant leur nombre augmenter sans arrêt, la jeune femme s'épuise à les soulager du mieux qu'elle peut.

A la fin de la guerre, les internes n'ayant pas soutenu n'ont plus le droit de pratiquer. Cependant, la grippe espagnole fait des ravages. Suzanne travaille nuit et jour (Jacquemin, 1988, pp. 21-28).

En octobre 1919, elle se marie avec le docteur André Noël qui soutient, quant à lui, une thèse en 1921, consacrée à la dermatologie. En janvier 1922, leur fille tombe malade et meurt. André Noël devient dépressif et se suicide le 5 août 1924.

Cette même année, Suzanne fonde le premier club Soroptimist européen qui a pour objectif la défense des droits des femmes.

En 1925, sous son nom de jeune fille, elle soutient enfin sa thèse (Jacquemin, 1988, pp. 21-28).

Pendant les dix années qui suivent, la doctoresse se consacre exclusivement à la chirurgie esthétique et à son mouvement féministe. Ses conférences connaissent un franc succès et elle fait beaucoup d'émules. Elle reçoit la Légion d'honneur et la Reconnaissance de la Nation en 1928, *« pour sa contribution à la notoriété scientifique de la France sur la scène internationale »* (Guirimand, 2005, pp. 85-87).

Son exercice chirurgical évolue. Au début, elle fait de la petite chirurgie où elle tient compte de l'élasticité de la peau et procède par petites étapes successives, n'hésitant jamais à faire revenir le patient plusieurs fois. Particulièrement innovante, ses résultats sont remarquables et dénués de complications. Par la suite, elle se décide pour une chirurgie plus lourde et n'hésite plus à remodeler des seins, des fesses ou des membres, à dégraisser des ventres ou des cuisses (Jacquemin, 1988, pp. 21-28).

En 1936, elle est opérée avec succès de la cataracte. Cette maladie a pour résultat de réduire sa clientèle et par conséquent, son train de vie. Elle ne s'en remet pas véritablement.

Pendant l'Occupation, elle modifie des visages de résistants recherchés par la police ou de juifs. Après la guerre, elle reçoit des rescapés des camps de concentration et œuvre pour effacer les traces laissées par leur séjour (Guirimand, 2005, pp. 85-87). Elle décède le 11 novembre 1954. Elle a été la première femme à exceller dans la chirurgie esthétique.

Elle a laissé son nom à de nombreux instruments qu'elle a créés de toutes pièces, à des pinces, à un craniomètre et à des gabarits qui permettent au patient de choisir sa nouvelle image (Jacquemin, 1988, pp. 21-28).

Les chartes des nouveaux clubs européens de Soroptimist sont remises en son nom et une bourse destinée à aider une femme médecin à se spécialiser en chirurgie plastique porte encore aujourd'hui son nom.

Travaillant pour oublier ses malheurs jusqu'à l'épuisement, elle a consacré sa vie au service de l'autre, et plus particulièrement, au service de l'autre féminin. Dévouée à ses patients, elle considérait qu'il n'existait pas de difformité qui ne mérite son attention. Voyageant dans de nombreux pays pour promouvoir ses idées, elle était écoutée et estimée. Ainsi, a-t-elle été une ambassadrice unique de la chirurgie plastique et des clubs de Soroptimist.

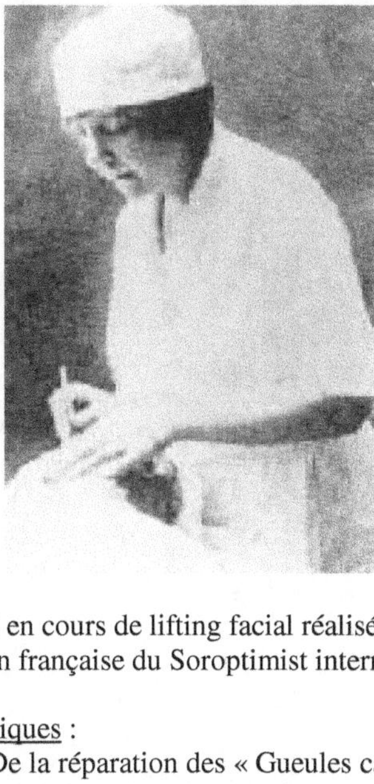

Docteur Suzanne Noël en cours de lifting facial réalisé à mains nues, en 1925 (© Union française du Soroptimist international).

Références bibliographiques :

Guirimand Nicolas, « De la réparation des « Gueules cassées » à la « sculpture du visage ». La naissance de la chirurgie esthétique en France pendant l'entre-

deux-guerres. », in *Actes de la recherche en sciences sociales*, 2005, n° 156-157, pp. 72-87.
Jacquemin Jeannine, « Suzanne Noël (1878-1954), Pionnière de la chirurgie esthétique et du mouvement féminin Soroptimist », in *Revue d'Histoire des Sciences Médicales*, 1988, vol. 22, n° 1, pp. 21-28.
Union française du Soroptimist international, communication personnelle, Paris, 2009.

Maurice Virenque (1888-1946)

Il naît à Paris, le 17 janvier 1888. Il fait sa scolarité au lycée Condorcet. De 1906 à 1914, il suit des études à la faculté de médecine de Paris. Par la suite, il est nommé interne des hôpitaux de Paris. C'est dans le service du professeur Hartmann qu'il se forme en chirurgie générale. En 1911, il reçoit la médaille d'or des hôpitaux de Paris qui récompense une thèse consacrée à l'anatomie microscopique des vésicules biliaires normales et anormales (Vrebos & Dupuis, 1998, pp. 169-174).
En 1914, il est mobilisé avec le grade de sous-lieutenant. Il est affecté à l'hôpital de Beauvais, puis à la Ferté-Bernard. En 1917, il est muté à l'hôpital du Mans. C'est ici que sa prédilection pour la chirurgie maxillo-faciale apparaît. Il travaille sous l'égide d'Henri Delagenière (1858-1930), médecin chef qui dirige le service tout au long du conflit, qui s'est spécialisé dans les greffes ostéopériostiques utilisées jusqu'alors dans la chirurgie des membres et qu'il emploie avec succès depuis 1916, pour réparer les blessures maxillo-faciales (Monestier, 2009, p. 42). Virenque, lui-même, les a utilisées jusqu'à sa mort. C'est aussi dans cet hôpital qu'il rencontre et devient ami avec Lebedinsky, un dentiste. Leur collaboration connaît son apogée lors de la publication de leur livre de 398 pages, intitulé *Prothèse et chirurgie cranio-maxillo-faciale*, aux Editions J. B. Baillère, en 1918, un des premiers dévolus à la seule chirurgie maxillo-faciale, associée à l'application de prothèses (Ferret-Dussart, 2004, p. 356). Cet ouvrage prône la pose de prothèses temporaires, de réduction et de contention en cas de fracture des maxillaires (Vrebos & Dupuis, 1998, pp. 169-174). Il recommande aussi l'emploi de greffes

ostéopériostiques prélevées au tibia, dans les pertes osseuses du crâne et des maxillaires. Associée à la pose de prothèses appropriées, cette technique facilite l'immobilisation entre eux des fragments osseux, la fabrication d'un cal osseux et le retour à une fonction masticatoire satisfaisante (Vrebos & Dupuis, 1998, pp. 169-174).

Pour son comportement noble, Virenque obtient la Croix de guerre et la Médaille des Epidémies.

Lorsque la guerre s'achève, il est démobilisé, mais les blessés n'ont pas achevé leur convalescence. De retour à la vie civile, il poursuit son travail infatigable auprès des « Gueules cassées ». Il développe également une activité de chirurgie esthétique à la clinique de la rue Valentin de Paris. Il publie d'ailleurs un livre aux Editions Maloine en 1929, dont le titre est *Chirurgie esthétique. Le sein.*

Nommé capitaine de réserve, il devient chevalier de la Légion d'honneur (Vrebos & Dupuis, 1998, pp. 169-174).

En 1921, lorsque l'Union des blessés de la face et de la tête voit le jour, il opère fort logiquement ses membres et contribue à leur rendre une dignité humaine, jusqu'à son décès.

En septembre 1939, il prend la tête du centre maxillo-facial de Paris. Mobilisé en 1940, il reçoit le grade de commandant et dirige le service de chirurgie maxillo-faciale à l'hôpital de corps d'armée de Beauvais. Avec l'avancée des troupes allemandes, l'hôpital gagne Rennes.

En 1940, il publie un second livre aux Editions Maloine, intitulé *Chirurgie réparatrice maxillo-faciale*. Comprenant 318 pages et 243 photos et croquis, Virenque y relate son expérience personnelle, inaugurée pendant la Grande Guerre. Il dédie son ouvrage au colonel Yves Picot (1862-1938), le président-fondateur de l'Union des blessés de la face et de la tête (Ferret-Dussart, 2004, p. 363). Après cette année-là, il publie un certain nombre d'articles qui dénotent un développement croissant de ses recherches et de sa pratique en chirurgie maxillo-faciale et en chirurgie esthétique (Vrebos & Dupuis, 1998, pp. 169-174). Ses travaux le conduisent d'ailleurs naturellement au lifting cervico-facial pour lequel il propose de placer des sutures profondes, dans l'aponévrose superficielle de la face et du cou, fixées ensuite à l'aponévrose parotidienne. Il faut attendre 1974,

pour que des études démontrent l'intérêt de disséquer cette aponévrose.
Saisi par les Nazis, cet hôpital est transféré à Neuilly-sur-Seine de 1940 à 1943. Cette année-là, Maurice Virenque est fait officier de la Légion d'honneur. Le service de chirurgie maxillo-faciale est déplacé à l'hôpital Suzanne Pérouse qui dépend de la Croix-Rouge française. Virenque y reste jusqu'à la libération de Paris et continue d'y travailler en tant que prisonnier de guerre. En janvier 1945, Virenque part exercer dans un autre centre de chirurgie maxillo-faciale ouvert par la Croix-Rouge, rue de la Jonquière à Paris. En mars 1946, son service rejoint l'hôpital de Suresnes (Vrebos & Dupuis, 1998, pp. 169-174). C'est là qu'il est confronté à Ginestet (1897-1966), dentiste, stomatologue et chirurgien maxillo-facial, médecin général en 1952 (Monestier, 2009, p. 50), avec qui il ne s'entend guère. Les vexations étant permanentes, Virenque décide de partir. Son service regagne l'hôpital Suzanne Pérouse et il poursuit sa pratique libérale dans la clinique de la rue Valentin (Vrebos & Dupuis, 1998, pp. 169-174).
A la fin de la Seconde Guerre mondiale, un diplôme honorifique lui est décerné pour ses bons soins délivrés aux soldats britanniques sous l'Occupation. Il est aussi fait officier dans l'ordre de la Couronne de Chêne pour services rendus au peuple luxembourgeois.
Il décède en 1946. Il est enterré au Père-Lachaise à Paris.
Maurice Virenque était un chirurgien consciencieux, rigoureux et inventif. Il photographiait, radiographiait, dessinait et faisait des moulages en plâtre à chaque patient, avant chaque intervention (Vrebos & Dupuis, 1998, pp. 169-174).
Lebedinsky (1873-1933) devient professeur à l'Ecole odontotechnique de Paris en 1903. Il en prend la direction en 1914. Entre-temps, en 1906, il est devenu stomatologiste des hôpitaux. Au début de la guerre, il est évidemment mobilisé. Il demeure pendant deux années près de Sainte-Menehould, en Argonne. En 1916, il est muté au Centre de chirurgie maxillo-faciale du Mans, où il rejoint Delagenière et Virenque (Monestier, 2009, p. 42).

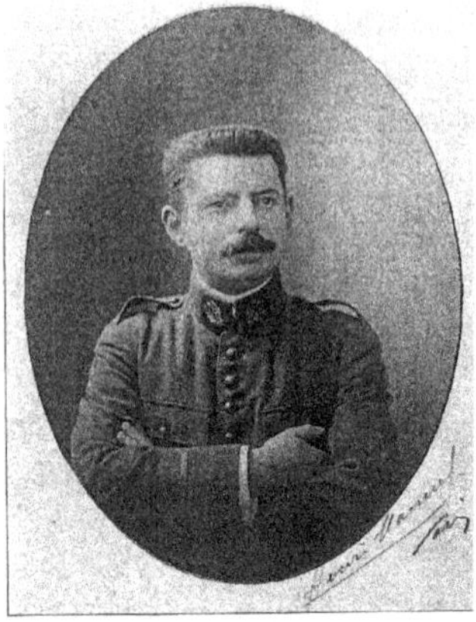

Docteur Maurice Virenque (1888-1946)
(Collection privée – Droits réservés).

Références bibliographiques :
Ferret-Dussart Karine, *La chirurgie maxillo-faciale à travers l'histoire*, Glyphe et Biotem (éd.), Collection Société, histoire et médecine, Paris, 2004.
Monestier Martin, *Les Gueules cassées, les médecins de l'impossible (1914-1918)*, Le Cherche Midi (éd.), Paris, 2009.
Vrebos Jacques & Dupuis Christian-Charles, « A la rencontre de Maurice Virenque (1888-1946). Des « Gueules cassées » au lifting cervico-facial. », in *Ann. Chir. Plast. Esthét.*, 1998 ; 43 (2) : 169-174.

Pierre Sébileau (1860-1953)

Pierre Sébileau est né à Saint-Fort-sur-Gironde, en 1860. Il commence ses études à Bordeaux où, en 1881, il devient l'interne du professeur Demons qui lui inculque ses premières notions d'asepsie et d'antisepsie. Bientôt, en 1882, il part s'installer à Paris. En 1884, il est nommé interne des hôpitaux de la capitale. En 1887, alors interne de Verneuil, il apprend les principes d'asepsie pastorienne. En 1888, il fait un séjour à l'Hôtel-Dieu où il acquiert des notions d'ophtalmologie chirurgicale. C'est avec Le Dentu (1841-1926) qu'il reçoit des notions chirurgicales sur la tête et le cou. Par la suite, il assiste aux cours d'anatomie du professeur Farabeuf (1841-1910) pour lequel il a toujours gardé une profonde admiration (Lemaître, 1953, pp. 587-592). De même, il suit la filière classique des concours : aide d'anatomie (1886), prosecteur (1888), agrégé d'anatomie (1892), chirurgien des Hôpitaux en 1895 (Il est l'assistant d'Edouard Quénu (1852-1933), professeur titulaire de la chaire de clinique chirurgicale à l'hôpital Cochin, pour lequel il a conservé une affection sincère que le temps n'a pas démenti et c'est aussi à cette période qu'il publie ses monographies *Adénopathies cervicales* et *Le cœur, dans les volumineuses tumeurs abdominales*) et ORL des Hôpitaux en 1899 (Truffert, 1953, pp. 1689-1690). Enfin, il est nommé professeur de clinique d'ORL (1919) lors de la création de cette chaire (Pinell, 2005, pp. 4-36). Il devient logiquement directeur de l'Ecole d'anatomie des Hôpitaux où il succède à son maître Edouard Quénu de 1905 à 1926 (Truffert, 1953, pp. 1689-1690). Il y poursuit ses recherches. Pendant 15 années, il s'est spécialisé en chirurgie générale et en anatomie de la tête, et du cou. Il s'est aussi formé aux techniques d'antisepsie, d'asepsie et d'anesthésie locale (Pinell, 2005, pp. 4-36). En 1898, il publie un précis chirurgical des maladies du crâne (Monestier, 2009, p. 43). C'est tardivement, à l'âge de 39 ans, qu'il commence à manifester un intérêt certain pour l'ORL, les services dévolus à cette spécialité obtenant leur autonomie en 1899. En quelques semaines seulement, servi par une culture médicale et chirurgicale hors norme, il acquiert des connaissances en ORL qui le placent parmi les meilleurs spécialistes de la discipline (Truffert, 1953, pp. 1689-1690). En 1901, il devient chef du service d'oto-rhino-laryngologie de Lariboisière. *« A partir de 1905, il étudie l'appareil hyoïdien de l'homme. Il décrit aussi avec une grande rigueur la constitution de la capsule, des ligaments du corps de la thyroïde et de l'aponévrose transversale qui l'engaine au niveau du cou. Les muscles scalènes n'ont plus de secret pour lui. Il s'intéresse particulièrement aux voies anastomotiques de la veine cave inférieure et au système des veines jugulaires. L'appareil respiratoire attire également son attention : il systématise le premier appareil suspenseur de la plèvre et est le premier à décrire la fosse sus-rétropleurale. Mais, dans son ouvrage fondamental intitulé Démonstrations anatomiques, il clarifie l'anatomie de la tête et du cou. Il apporte de nombreuses précisions quant aux rapports profonds de la parotide, l'espace sous-parotidien postérieur, le creux sublingual, l'artère sous-clavière et ses segments scaléniques, et la topographie du plexus brachial à la base du cou* (Lemaître, 1953, pp. 587-592). » En 1895, Charles Richet (1850-1935), prix Nobel de médecine en 1913, le choisit pour écrire le chapitre intitulé « Anatomie » dans son dictionnaire de physiologie. En 1902, il est élu membre à l'Académie de chirurgie, puis en 1911, fort logiquement, à l'Académie de médecine (Truffert, 1953, pp. 1689-1690). Le 1er septembre 1914, deux annexes du Val-de-Grâce voient le jour à Paris : le collège Chaptal et l'hôpital Lariboisière. Sébileau prend naturellement la direction du centre de chirurgie maxillo-faciale nouvellement créé (Larcan & Ferrandis, 2008, p. 375). En 1915, pendant la Grande Guerre, son service est directement impliqué dans la chirurgie réparatrice des blessés de la face (Pinell, 2005, pp. 4-36). En novembre 1916, il présente ses travaux au congrès dentaire

interallié (Ferret-Dussart, 2004, p. 362). Depuis son service au collège Chaptal, pendant la guerre, son goût prononcé pour la chirurgie reconstructrice l'amène à formuler avec Dufourmentel et Bonnet-Roy, les principes fondamentaux de la chirurgie plastique contemporaine (Truffert, 1953, pp. 1689-1690).
Professeur d'ORL en 1919, il quitte ses fonctions universitaires en 1930 et abandonne délibérément la chirurgie (Truffert, 1953, pp. 1689-1690).
Sébileau est décrit comme un homme « *modeste, simple et courageux. Chirurgien de grande classe avec un talent opératoire bien réel et un bon sens clinique indiscutable, il a contribué à l'essor de cette nouvelle discipline qu'a été l'ORL, en lui apportant ses connaissances poussées à l'extrême d'anatomiste. Il a été le seul. D'une culture médicale exceptionnelle, il a mesuré sans difficulté toute l'importance des spécialités connexes comme l'odonto-stomatologie. C'était un patron qui a reçu un vibrant hommage nécrologique de l'Académie de médecine en décembre 1953. C'est enfin Sébileau qui a créé l'Ecole de Lariboisière. Ayant acquis une notoriété internationale, les étudiants y viendront du monde entier pour suivre ses cours et bénéficier de ses leçons magistrales* (Lemaître, 1953, pp. 587-592). » Enseignant brillant, loyal, il était extrêmement soucieux du bien-être de ses élèves et de leur vie au quotidien. Rien ne l'affectait plus que les discordes au sein de son service, lui qui s'en considérait plus comme le patriarche spirituel que comme un patron au sens strict du terme (Truffert, 1953, pp. 1689-1690).
De Lariboisière, est sortie une multitude de travaux scientifiques : complications intracrâniennes des otites, complications orbito-oculaires des sinusites, hémorragies de l'amygdalectomie, par exemple. Il s'intéresse longtemps à la chirurgie du larynx qui consistait le plus souvent en une ablation totale et parvient à mettre au point une technique de résection partielle qui est devenue, par la suite, une base fondamentale de la chirurgie du cancer du larynx. Il est parvenu à codifier les techniques opératoires de l'ORL dans le respect absolu de l'anatomie. La chirurgie maxillo-faciale et celle de la tête, et du cou occupaient une grande partie de son temps. Sa monographie sur les goitres ou bien son rapport sur le

traitement chirurgical des cancers de la langue sont aussi issus de Lariboisière.

Grand sportif, il pratiquait plusieurs activités dont il avait disséqué les moindres mouvements avec précision et rigueur. Son mérite reconnu, il a été nommé membre de l'Académie des Sports. Il en était très fier (Truffert, 1953, pp. 1689-1690).

A la retraite, il s'occupe en élevant des abeilles. Il entreprend des recherches sur les épidémies qui l'amènent à rétablir une race de pondeuses dont la commercialisation des produits lui vaut une renommée mondiale. En récompense, il est fait commandeur du Mérite agricole (Truffert, 1953, pp. 1689-1690).

Il est décédé le 4 octobre 1953, à Tresses, en Gironde, des suites d'une longue maladie qui l'a contraint à être alité pendant dix longues années (Truffert, 1953, pp. 1689-1690).

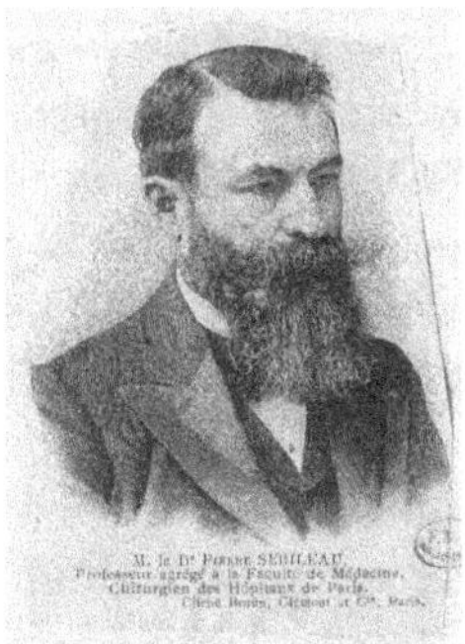

Professeur Pierre Sébileau (1860-1953)
(© BIUM).

Références bibliographiques :

BIUM, communication personnelle, Paris, 2009.

Ferret-Dussart Karine, *La chirurgie maxillo-faciale à travers l'histoire*, Glyphe et Biotem (éd.), Collection Société, histoire et médecine, Paris, 2004.

Larcan Alain & Ferrandis Jean-Jacques, *Le service de santé aux armées pendant la Première Guerre mondiale*, LBM (éd.), Paris, 2008.

Lemaître F., « Notice nécrologique sur M. Pierre Sébileau », in *Bulletin de l'Académie de médecine*, 1953, 36-37, pp. 587-592.

Monestier Martin, *Les Gueules cassées, les médecins de l'impossible (1914-1918)*, Le Cherche Midi (éd.), Paris, 2009.

Pinell Patrice, « Champ médical et processus de spécialisation », in *Actes de la recherche en sciences sociales*, 2005/1-2, 156-157, pp. 4-36.

Truffert P., « Pierre Sébileau (1860-1953) », in *Presse médicale*, 1953 ; 61 (81) : 1689-1690.

Léon Dufourmentel (1884-1957)

Léon naît en 1884, à Senlis. Il entre au collège Saint-Vincent dirigé par les Pères maristes où il suit une scolarité remarquable. Il décide d'embrasser une carrière médicale et entreprend de faire des études de médecine. En 1909, il est externe de Pierre Sébileau. Il passe le concours de l'internat où il échoue une première fois. Sébileau figure dans son jury et ne lui accorde aucun passe-droit. L'année d'après, il se représente et connaît cette fois le succès. Il devient interne de Sébileau. Il entre alors dans ce qu'il est communément appelé « l'Ecole Sébileau », puisqu'il devient par la suite chef de clinique, l'assistant et le gendre.
Successivement, il est l'interne de Souligoux, de Morax (1866-1935), microbiologiste et ophtalmologue, pour qui il a conservé une estime indéfectible le restant de ses jours, de Morestin chez qui il apprend les autoplasties et enfin, de Sébileau dont il devient l'élève favori. Chirurgical, ophtalmologique et ORL, cet internat lui procure des compétences extrêmement développées. Aux côtés de Sébileau, à l'hôpital Lariboisière, Dufourmentel finit logiquement par maîtriser les divers aspects de la chirurgie du cou et de la face (Aubry, 1957).
Doué d'une habileté opératoire hors du commun, il se plaisait à dire qu'elle provenait de ses talents de prestidigitateur. Un pickpocket lui avait en effet enseigné cet art pendant son service militaire. Subjugué, Léon a continué à s'exercer quotidiennement, si bien que la Société française des prestidigitateurs a fait de lui un de ses membres.

En 1914, il soutient une thèse dont le titre évocateur n'a pas manqué d'interpeller : *Loi de Sémon-Rosenback dans les paralysies récurrentielles.*
Lorsque la Grande Guerre éclate, il est mobilisé comme médecin de bataillon. Il fait la retraite de la Marne en août 1914. Il est aussi hospitalisé dans un hôpital d'évacuation. Il y fait l'effroyable constat des lacunes flagrantes dans la thérapeutique de reconstruction de la face. Entendu par ses supérieurs hiérarchiques, il obtient un service à l'hôpital de Châlons-sur-Marne (Aubry, 1957). En 1916, il communique au congrès dentaire interallié (Ferret-Dussart, 2004, p. 354). En 1918, il écrit un livre en collaboration avec Bonnet-Roy, intitulé *La chirurgie d'urgence des blessures de la face et du cou*, qui est publié aux Editions Maloine (Aubry, 1957). Cette année-là, il met au point la greffe qui porte son nom (http://fr.wikipedia.org, 2009, pp. 1-2). Cette technique innovante, mais tardive dans le conflit, est une réponse thérapeutique aux délabrements faciaux. Il prélevait un lambeau bi-pédiculé du cuir chevelu sur le crâne des patients, dit lambeau en jugulaire, et le greffait au niveau du menton pour restaurer des maxillaires inférieures. Les cheveux poussant donnaient l'illusion d'une barbe et masquaient les cicatrices (Larcan & Ferrandis, 2008, p. 380). Aucun rejet n'était possible et les trous de chair occasionnés par des éclats d'obus étaient ainsi comblés. Il laisse son nom également à deux autres techniques chirurgicales fondamentales : l'opération Jaboulay-Dufourmentel et l'ostéotomie curviligne de Dufourmentel. La première consiste en une résection des deux condyles mandibulaires et la seconde, en une réflection de l'interligne articulaire pratiquée dans l'ankylose de l'articulation temporo-mandibulaire (Enersen Ole Daniel, 1994-2009, pp. 1-2.).
Il reçoit la Croix de guerre 1914-1918 et est fait officier de la Légion d'honneur pour ses diverses réalisations (Aubry, 1957).

A la fin de la guerre, il continue son exercice ORL tout en s'adonnant de plus en plus à la chirurgie plastique dont il perfectionne les protocoles, voire en crée d'autres.
En 1919, il succède à Morestin qui décède peu après et prend la tête du service de chirurgie reconstructive de l'hôpital du Val-

de-Grâce (Guirimand, 2005, pp. 72-87 & Musée du service de santé des armées, 2010).

En 1926, associé à Sébileau, il est rapporteur au congrès français d'ORL consacré au thème suivant : « Correction chirurgicale des déformations congénitales et acquises de la pyramide nasale ». Leur rapport paraît ensuite en livre (Aubry, 1957).

Profondément intéressé par la dentisterie et la stomatologie, c'est tout naturellement qu'il devient professeur à l'Ecole odontotechnique de Paris. En 1929, il publie son livre sur la chirurgie de l'articulation temporo-mandibulaire qui lui confère une notoriété internationale et révolutionne la chirurgie maxillo-faciale (Aubry, 1957).

L'année 1939 le voit faire un bilan de son expérience chirurgicale acquise tout au long de sa vie. Il publie les résultats de cette réflexion dans un ouvrage intitulé *La chirurgie réparatrice et correctrice des téguments et des formes*.

A l'entame du deuxième conflit mondiale du XXème siècle, il prend la direction du centre de chirurgie maxillo-faciale de Saint-Genest à Bordeaux. En 1941, il est élu à l'Académie de chirurgie. Il s'y établit comme fervent défenseur de sa discipline de prédilection (Aubry, 1957).

En 1946, il publie son *Introduction à la chirurgie constructive*. En tout, il publie au moins 8 livres relatifs à son expérience chirurgicale.

Chirurgien méticuleux à l'éthique incontestée, travailleur infatigable, maniant le bistouri avec une précision d'orfèvre, sa valeur lui conférait un respect universel. En 1929, il rencontre les grands maîtres de la chirurgie maxillo-faciale américaine, tels que Blair ou encore Staige Davis. En 1933, il est accueilli en Amérique du Sud et en 1934, en Russie.

A la fin de sa vie, il se retire dans la plus grande discrétion, bien qu'il soit sollicité de temps en temps pour des communications où il fait étalage de tout son brio, comme au congrès d'ORL en 1956.

Il décède en 1957 à Monte-Carlo, un lieu privilégié de villégiature pour lui et les siens (Aubry, 1957).

Il avait pour adage les mots suivants : « Conserver, c'est créer ! » Des mots à méditer !

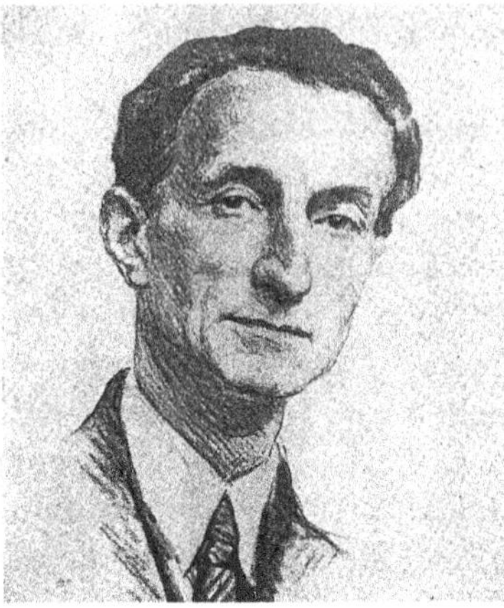

Professeur Léon Dufourmentel (1884-1957)
(© BIUM).

Références bibliographiques :

Aubry Maurice, « Léon Dufourmentel », in *Ann. Chir. Plast.*; Déc. 1957 : CP 257 – CP 258.
BIUM, communication personnelle, Paris, 2009.
Enersen Ole Daniel, « Léon Dufourmentel », in *www.whonamedit*, 1994-2009, pp. 1-2.
Ferret-Dussart Karine, *La chirurgie maxillo-faciale à travers l'histoire*, Glyphe et Biotem (éd.), Collection Société, histoire et médecine, Paris, 2004.
Guirimand Nicolas, « De la réparation des « gueules cassées » à la « sculpture du visage ». La naissance de la chirurgie esthétique en France pendant l'entre-deux-guerre. », in *Actes de la recherche en sciences sociales*, 2005, n° 156-157, pp. 72-87.
http://fr.wikipedia.org, *Léon Dufourmentel*, 2009, pp. 1-2.
Larcan Alain & Ferrandis Jean-Jacques, *Le service de santé aux armées pendant la Première Guerre mondiale*, LBM (éd.), Paris, 2008.
Musée du service de santé des armées, échanges de mails du 28/10/2009, Paris.

Auguste C. Valadier (1873-1931)

Valadier, le plus français des Américains ou le plus américain des Français, constitue la plus belle des transitions entre les deux univers chirurgicaux. Selon certains dires, il serait même un des tout premiers en Angleterre à avoir mis en exergue l'importance d'une chirurgie maxillo-faciale reconstructrice pour les soldats blessés au front.

Auguste naît le 26 novembre 1873, à Paris. Très tôt, ses parents partent aux Etats-Unis. En 1901, il obtient son doctorat en chirurgie dentaire au Philadelphia Dental College. En 1902, il s'installe à New York. En 1910, il revient officier comme dentiste à Paris, au 22, place Vendôme. Muni de son D. D. S., il passe une équivalence à l'Ecole odontotechnique de Paris du 15 novembre 1910 au 20 juin 1911. Il obtient son certificat de chirurgien-dentiste de la faculté de Médecine de l'université de Paris, le 23 juillet 1912, signé des mains du professeur Le Doyen, ce qui lui confère le droit d'exercer la dentisterie à Paris. En 1913, il se marie à la mairie du VIIIème arrondissement (Ivy, 1971, pp. 365-370).

Au début de la guerre, Valadier, qui exerce à Paris, offre ses services à l'armée française qui refuse. Par l'entremise de la Croix-Rouge, il finit par travailler pour les Anglais qui l'affectent à Abbeville dans un premier temps, puis dans un hôpital de campagne à Boulogne. Le 25 octobre 1914, il reçoit le rang honorifique de lieutenant dans le corps médical de la Royal Army. En 1915, alors à Boulogne, Auguste aménage une Rolls Royce avec un fauteuil dentaire et son tour à pied. Là, il soigne tous les responsables du grand quartier général anglais et il parvient à convaincre chacun des généraux assis sur son fauteuil, tour à pied en action, de la nécessité d'une unité de chirurgie maxillo-faciale. Par la suite, il organise une unité de 50 lits rattachée au 83ème hôpital à Wimereux. Il fournit l'équipement à ses propres frais et contacte ses prothésistes de Paris qui lui confectionnent les appareils prothétiques dont il a besoin dans le cadre de ses traitements des fractures maxillaires (Ivy, 1971, pp. 365-370).

Laissé pour compte, les autorités considèrent vite qu'il doit être assisté par un médecin. Aussi, attribuent-ils les services du médecin Harold Delf Gillies à sa clinique, alors que Valadier commence à montrer de vrais désaccords thérapeutiques avec Kazanjian (Deranian, 2007, pp. 103-105).

En 1916, Valadier est rejoint par le capitaine H. Lawson Whale, rhinologiste devenu un chirurgien plastique enthousiaste. La même année, il est fait compagnon de Saint Michael et de Saint Georges. En 1917, les deux hommes publient un rapport qui affirme que toutes les dents devraient être préservées, y compris les vieilles racines, et que les blessures de la face devraient être refermées au plus vite avant de replacer la mâchoire en position, même si la blessure est particulièrement horrible. Toutefois, un dentiste a constaté que les cas traités par Valadier présentaient des suites purulentes et des séquestres. Auguste utilisait de l'eau bouillie pour nettoyer les blessures. Il rapporte aussi qu'il a traité 1 010 patients avec seulement 27 morts. Cette même année, il est fait chevalier de Saint John de Jérusalem (Deranian, 2007, pp. 103-105).

Valadier est décrit comme *« un séducteur un peu pompeux, dilapidant son argent, un amuseur, mais aussi comme un caractère flamboyant, énergique, un pionnier magnifique de la chirurgie maxillo-faciale au commencement du conflit qui a fait tant de choses pour elle. »* Il est fait état aussi de ses connaissances lacunaires liées à un manque d'entraînement chirurgical (McAuley, 1974, p. 787).

Lors des visites d'inspection de sa clinique, les cas présentés ne sont guère différents des autres hôpitaux. Rivalisant avec le service de Kazanjian, il semble que Valadier n'ait pourtant pas grand-chose à montrer. Tout y est tape-à-l'œil. Personne n'a jamais pu d'ailleurs attester des compétences chirurgicales du dentiste (Ivy, 1971, pp. 365-370).

En 1918, promu major, moins compétent que ses concurrents, son importance devient relative. Sa clinique devient plus un centre d'évacuation, les grands blessés étant orientés vers Sidcup (Cruse, 1987, p. 338).
A l'armistice, il reçoit l'ordre d'achever ses opérations. Son centre est bientôt fermé. Il devient chevalier de l'Empire britannique le 16 mars 1920, après être devenu citoyen britannique la même année. Il se fait alors appeler « Sir Auguste C. Valadier ». Il retourne à Paris où il reprend un cabinet dentaire au 47, avenue Hoche. Il consulte aussi régulièrement à l'hôpital américain de Neuilly. Il devient président de l'American Dental Club de Paris et reçoit la Légion d'honneur (Ivy, 1971, pp. 365-370).
Ses confrères le percevaient comme un praticien dilettante, un peu « cabotin ». Il arrivait à son cabinet à 10h30 et en repartait à l'heure du thé. Il examinait les nouveaux patients, demandait les radios, détartrait les bouches, prenait des empreintes et faisait quelques extractions avant de remettre les dossiers à ses associés qui faisaient l'essentiel du gros œuvre. Sir Valadier n'avait plus qu'à facturer des honoraires outrageux à ses patients fortunés. Après avoir hérité de sa mère, il commence à vivre de façon extravagante. Passionné de poésie, il publie à compte d'auteur ses propres vers. Il perd des sommes colossales au jeu. Il meurt désargenté et malade dans sa villa du Touquet en Normandie, le 31 août 1931 (Ivy, 1971, pp. 365-370).

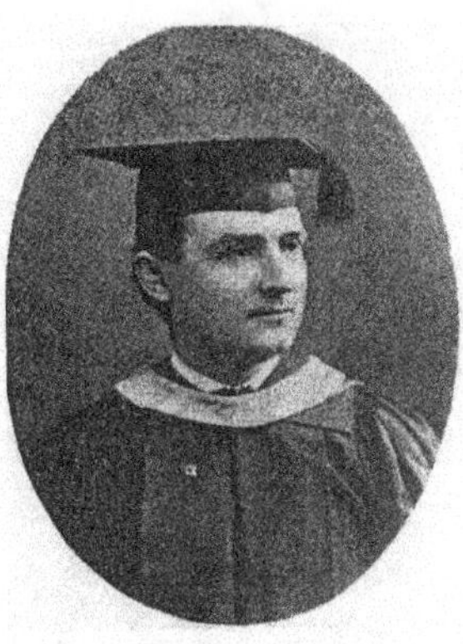

Sir Auguste C. Valadier (1873-1931)
(From the Year book of Class of 1901, Philadelphia Dental College).

Il semble n'y avoir que 4 publications connues de Valadier, parue de 1916 à 1918 (3 collectives). Elles sont toutes en anglais (Ivy, 1971, pp. 365-370).

Références bibliographiques :

Cruse William P., « Auguste Charles Valadier: A Pioneer in Maxillofacial Surgery », in *Military Medicine*, July 1987; 152 (7): 338.

Deranian Martin, *Miracle Man of the Western Front*, Chandler House Press, Worcester, 2007.

Ivy Robert, « The mysterious A. C. Valadier », in *Plast. Reconstr. Surg.*, April 1971 ; 47 (4) : 365-370.

Mc Auley J. E. « Charles Valadier: A Forgotten Pioneer in the Treatment of Jaw Injuries », in *Proceedings of Royal Society of Medicine, Section of the History of Medicine*, August 1974; 67: 787.

Philadelphia Dental College, *Year book of Class*, Library of Temple University Dental School, Philadelphia, USA, 1901.

Les Américains

Varaztad Hovhannes Kazanjian (1879-1974)

Varaztad naît le 18 mars 1879, à Erzincan, en Arménie turque. Il fait une partie de sa scolarité à la mission française jésuite de Sivas. En 1893, il émigre vers Samsun pour vivre et travailler pour un demi-frère plus âgé. Par la suite, il travaille à la poste de Samsun (http://www.armeniapedia.org, 2006, pp. 1-3).
En 1895, il part pour les Etats-Unis où il arrive en octobre. Il vit dans la communauté arménienne de Worcester. Il prend des cours par correspondance avant d'entrer aux cours du soir de Worcester.
Le 15 octobre 1915, il devient citoyen américain. En 1902, il entre à la Boston English High School. Il est admis à l'Ecole dentaire d'Harvard. Il fait partie de la promotion de 1905, année où il sort diplômé de cette école, le 28 juin. Il entame aussitôt un exercice libéral à Boston (Deranian, 2007, pp. 200-202).
En 1906, il est nommé assistant en dentisterie mécanique, puis, assistant en prothèse dentaire en 1907 et enfin, démonstrateur en prothèse dentaire en 1909, à l'Ecole dentaire d'Harvard.
En 1911, il entre en deuxième année à la Faculté de médecine de Boston. En 1912, il est nommé chef du département de prothèse dentaire de l'Ecole dentaire d'Harvard. La même année, il quitte la Faculté de médecine de Boston.
Le 21 décembre 1912, il épouse Sophie Augusta Cuendet à Boston. Celle-ci décède le 10 août 1919.
Pendant la Première Guerre mondiale, Kazanjian exerce principalement en tant que dentiste (Deranian, 2007, pp. 65-102, 200-202).
En 1915, il est nommé officier dentaire en chef dans l'unité médicale d'Harvard, présente dans les forces expéditionnaires

britanniques. Il sert avec le rang de lieutenant honoraire. Il officie à Camiers, en France, dans les hôpitaux généraux n° 20 et n° 22. En septembre, il est à Paris, en rendez-vous avec le Dr Hayes, au département dentaire de l'American ambulance. Il travaille sans relâche à l'hôpital n°22 où il traite pas moins de 22 blessés en un mois. Ces réalisations prothétiques sont innovantes et originales. Aucune n'est semblable. Utilisant des attaches dentaires au maximum, il immobilise des fragments osseux dans le cadre de fractures des maxillaires et les fixent en harmonie avec l'occlusion d'origine. En octobre 1915, il retourne aux USA. Il est de retour en Angleterre avec une seconde unité provenant d'Harvard, le 17 novembre. Le 3 décembre, il visite Oxford. Dans le même mois, il est affecté à l'hôpital général n° 20 qui est sous contrôle anglais. C'est ainsi que, lorsqu'il entrait dans la grande salle, les blessés lui baisaient la main dans un geste de respect et de gratitude. Kazanjian innove tellement que les journaux en font leurs éditoriaux. Ses techniques novatrices sont devenues des procédures chirurgicales de référence. En avril 1916, il parle devant la Société américaine de Paris. En juin, il est promu major honoraire, dans le corps médical de l'armée anglaise. Le 15 du même mois, il rend son article à l'Association dentaire britannique, intitulé « Traitement immédiat des fractures des mâchoires par balle ». A l'intérieur, apparaissent ses protocoles de traitement, mais aussi une classification des fractures. Le 7 novembre 1917 et le 7 avril 1918, le médecin arménien reçoit deux citations signées par Churchill. Kazanjian travaille à la tête de 6 dentistes qui, en nombre insuffisant, essaient d'apporter tout le réconfort possible aux blessés. C'est là que Varaztad invente le clamp de Kazanjian destiné à arrêter les hémorragies artérielles, le bouton de Kazanjian pour immobiliser les maxillaires avec des élastiques et l'attelle de Kazanjian destinée aux fractures nasales. Le 3 juin 1918, il est fait compagnon de Saint Michael et de Saint Georges. Sa notoriété grandit de jour en jour. Il est très ami avec Gillies et Fry en qui il voit des alliés fidèles. Cette année-là, il est nommé professeur de chirurgie orale militaire, à l'Ecole dentaire d'Harvard (Deranian, 2007, pp. 65-102, 200-202). En 1919, il est démobilisé après avoir traité environ 3 000 patients. Il reçoit l'investiture de sa décoration des mains du roi George V à Buckingham Palace en mai. Il revient aux Etats-Unis où il est admis en troisième année à l'Ecole médicale d'Harvard. Il reprend ses fonctions de professeur de chirurgie orale militaire à l'Ecole dentaire d'Harvard (Deranian, 2007, pp. 200-202).

En 1921, il est diplômé en médecine. Il entame à Boston un exercice privé en chirurgie plastique de la face, en prothèses chirurgicales et en chirurgie orale.

En 1923, le 25 août, il se remarie. En 1931, il est nommé chirurgien responsable des opérations de chirurgie plastique au Massachusetts Eye and Ear Infirmary. Dans le même temps, il devient consultant au Massachusetts General Hospital. En 1932, il reçoit une récompense de la société dentaire de l'Etat de Rhode Island. En 1937, il préside l'Académie américaine des sciences dentaires et en 1940, l'Association des chirurgiens plastiques américains. En 1943, il reçoit la médaille Alfred E. Fones de la société dentaire du Connecticut. En 1947, il est enseignant à titre honorifique de l'Ecole de médecine de l'université de Pennsylvanie (Deranian, 2007, pp. 200-202).

En 1949, paraît la première édition de son livre co-écrit avec le Dr John Marquis Converse, intitulé *The Surgical Treatment of Facial Injuries* (Le traitement chirurgical des blessures de la face). En 1951, il est congratulé par la Société américaine de chirurgie plastique et reconstructive pour son implication prépondérante dans l'organisation et le développement de cette discipline. En 1952, il est fait docteur honoris causa par le Bowdoin College. En 1953, lui est délivré la clé d'honneur de l'Académie d'ophtalmologie et d'ORL. En 1954, il reçoit une récompense de la Société américaine des chirurgiens oraux et il est fait membre d'honneur de l'Académie de chirurgie orale Chalmers Lyons de l'université du Michigan. En 1956, une récompense honorifique lui est attribuée par la Société américaine de chirurgie maxillo-faciale. Cette année-là, lui est décernée la médaille commémorative Leonard Wood par l'Association des élèves du Boston City Hospital et il est fait également membre d'honneur de la Société dentaire du Massachusetts. En 1957, il est nommé membre d'honneur et obtient une récompense honorifique de la New England Society des chirurgiens oraux. En 1957 toujours, il devient membre d'honneur de la Société dentaire de Worcester. En 1959, il est décoré par l'Association américaine des chirurgiens plastiques.

La seconde édition de son livre paraît la même année. En 1960, il est le premier président de la New England Society de chirurgiens oraux. En 1962, il reçoit les félicitations écrites du président de l'université de New York pour son œuvre (Deranian, 2007, pp. 200-202).
En 1964, il prend sa retraite et cesse par conséquent ses activités. En 1966, il est nommé membre d'honneur de l'Association britannique des chirurgiens plastiques de Londres et en 1967, du Royal College des médecins et chirurgiens de Glasgow. Cette même année, lui est décerné l'Harvard Dental Centennial, une récompense illustrant cent ans de dentisterie à Harvard.
Il décède le 19 octobre 1974, dans sa maison de Belmont, entouré de sa famille (Deranian, 2007, pp. 200-202).

Homme simple, humaniste et humble, attaché à sa famille et fidèle en amitié, assidu et passionné par son travail, adulé par ses élèves, mais aussi par ses confrères, aimant la nature et la pêche par-dessus tout, ne reniant jamais ses origines arméniennes, citoyen américain d'esprit servant sa nouvelle nation avec ferveur, Kazanjian est considéré comme la référence de la chirurgie maxillo-faciale au XXème siècle. Ses patients ainsi que ses collaborateurs l'ont dépeint comme un virtuose du bistouri. Les organisations médicales et les médias l'ont pleuré, et n'ont eu de cesse de rendre hommage à cet homme à l'annonce de sa mort, et encore bien des années après.

Kazanjian a soigné deux patients célèbres : Francis Monroe Hawks (1897-1938), un célèbre pilote d'aviation, et Sigmund Freud (1856-1939).
De passage en Europe pour des congrès à Londres et à Paris, en 1931, Kazanjian fait un crochet par Vienne, le 31 juillet et le 1er août. Il y reçoit ces deux jours, le philosophe qui est traité depuis 1923 pour un cancer du palais et souffre de la mauvaise qualité des prothèses qui lui ont été posées. Malgré tout, le célèbre patient accepte mal celles confectionnées par le médecin américain dans le laboratoire du stomatologue Hans Pichler (Hardt, sans date, pp. 6-9).
Le 6 avril 1932, lors d'une manifestation d'acrobatie, Hawks est grièvement blessé au visage. Il présente des fractures sérieuses

des maxillaires notamment. Les radios sont examinées le 9 avril, par Kazanjian et le patient est opéré le 3 mai. Le 15 juin, Hawks revolait (Deranian, 2007, pp. 159-176).

Il laisse 154 publications dans des revues américaines, britanniques, françaises (7), espagnoles (2) et allemande (1), échelonnées de 1911 à 1975, la dernière étant posthume. Parmi elles, il y a 50 collaborations scientifiques. En 1917, il publie les actes de cinq communications effectuées au congrès dentaire interallié qui s'est tenu à Paris, du 9 au 13 novembre 1916. Les actes ont été publiés par le professeur Georges Villain en deux tomes. Les cinq articles de Kazanjian sont : « Traitement précoce des blessures de la face et de la mâchoire », p. 116 ; « Quelques problèmes de prothèses relatifs à la destruction des os maxillaires supérieurs », p. 557 ; « Pont nasal artificiel », p. 606 ; « Appareil destiné à prévenir la contraction cicatricielle des joues », p. 741 ; « Appareil universel externe de soutien de la face, du nez et du maxillaire », p. 963. Par ailleurs, de 1915 à 1920, pendant la Première Guerre mondiale et dans l'immédiat après-guerre, Kazanjian comptabilise 26 publications (Deranian, 2007, pp. 208-215).

Sans oublier les deux (n° 20 et 22) en France, il officie dans 18 cliniques ou hôpitaux, notamment à l'Harvard Dental School (1906, 1908, 1909-1916), au Peter Bent Brigham Hospital (1920, 1922), au Boston City Hospital (1921, 1923-1928, 1930-1961, 1963-1965), à la Laryngological Clinic of the Out-Patient Department (1921-1922), au Massachusetts General Hospital (1923-1927, 1929-1934, 1936, 1938), au Cambridge Hospital (1925-1930,1932-1936, 1938-1947), au Massachusetts Eye and Ear Infirmary (1928-1938), au Beth Israel Hospital de Boston (1939, 1959, 1967-1970), au Jordan Hospital de Plymouth (1939), au Burbank Massachusetts Hospital de Fitchburg (1940), au Henry Heywood Memorial Hospital de Gardner (1946), au Glover Memorial Hospital de Needham (1948), au Mount Auburn Hospital de Cambridge (1949-1954, 1957-1958), au Sancta Maria Hospital de Cambridge (1952), au Cleft Palate Institute de la Tufts University School of Dental Medicine (1960) et au Deaconess Hospital de Boston (1967). A

sa retraite, il figure encore au tableau des consultations du Massachusetts General Hospital (1970, 1973-1974).
Il enseigne l'orthodontie à l'Harvard Forsyth Post-graduate of Orthodontia (1919-1920), l'ORL au Tufts College Medical School en 1944.
Il est nommé professeur de chirurgie orale à l'Harvard Medical School en 1922, professeur de chirurgie plastique à l'Harvard Medical School en 1941. Il est fait professeur émérite de chirurgie plastique à l'Harvard Medical School en 1947.
Il est nommé chirurgien honoraire du Massachusetts General Hospital (1965, 1967-1970). Il intègre l'équipe chirurgicale à titre honorifique au New England Deaconess Hospital (1968-1974) ainsi que celle du Symmes Hospital d'Arlington (1967-1973). Enfin, il est chirurgien consultant en chef pour les opérations de chirurgie plastique à la Massachusetts Eye and Ear Infirmary (1968-1969, 1971-1974) (Deranian, 2007, pp. 203-207, National Archives of Plastic Surgery, 2009 & Massachusetts Eye and Ear Infirmary Archives, 2009).

L'opération dite de Kazanjian consiste en une extension chirurgicale du sulcus vestibulaire pour améliorer la conception prothétique de crêtes édentées (http://medical-dictionary.thefreedictionary.com, 2009, pp. 1-2).

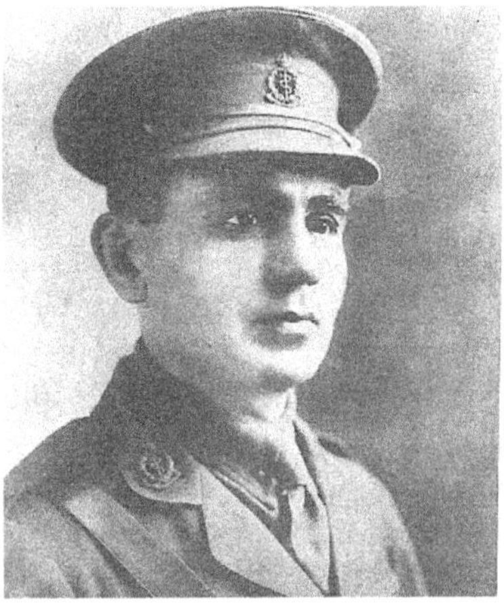

Professeur Varaztad H. Kazanjian (1879-1974)
(© Francis A. Countway Library of Medicine).

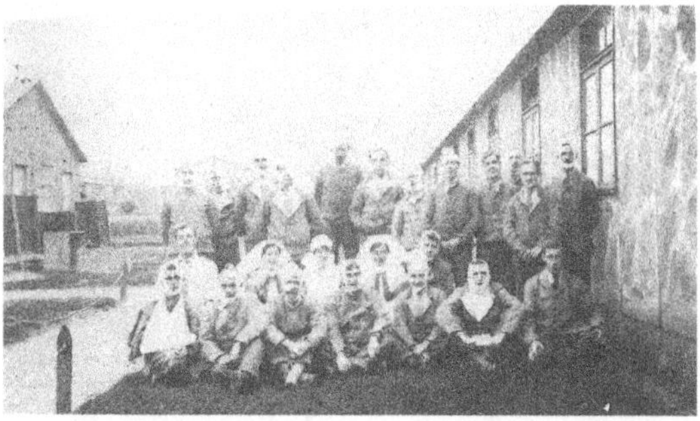

Patients et infirmières du Docteur Kazanjian à l'hôpital n° 20
(© Francis A. Countway Library of Medicine).

Références bibliographiques :
Deranian Martin, *Miracle Man of the Western Front*, Chandler House Press, Worcester, 2007.
Francis A. Countway Library of Medicine, Harvard Medical Library, communication personnelle, Boston, USA, 2009.
Hardt Nicolas, « Sigmund Freud, his oral neoplastic disease and oral, maxillary, and facial surgery », in *A. O. Dialogue*, sans date, pp. 6-9.
http://medical-dictionary.thefreedictionary.com, *Kazanjian's operation*, 2009, pp. 1-2.
http://www.armeniapedia.org, *Varaztad Kazanjian*, 2006, pp. 1-3.
Massachusetts Eye and Ear Infirmary Archives, Boston, 2009.
National Archives of Plastic Surgery, Francis A. Countway Library of Medicine, Harvard Medical School, Boston, 2009.

Robert H. Ivy (1881-1974)

C'est à Southport en Angleterre qu'il naît le 21 mai 1881. Il débute sa scolarité en Angleterre, mais très vite, ses parents partent s'installer aux Etats-Unis. Sur l'injonction d'un oncle, son père entame des études dentaires et une fois son diplôme acquis, s'installe avec lui. Il exerce dans ce cabinet pendant cinq années et décide de partir travailler à Shanghai en Chine. Deux ans plus tard, Robert est envoyé en Angleterre y parfaire ses connaissances. Il visite la France pendant six mois. Il y apprend le français qu'il parle couramment. A 17 ans, il regagne les USA pour entrer à l'école dentaire de l'université de Pennsylvanie. Le cursus dentaire d'Ivy est achevé en 1902 par l'obtention de son D. D. S. Il est l'un des deux premiers internes dentaires aux Etats-Unis, de 1901 à 1903, au Philadelphia General Hospital. C'est là qu'il traite sa première fente palatine. Mais, il doit partir rejoindre son père qui insiste pour qu'il le rejoigne en Chine. Il y demeure deux ans (Converse, 1973, pp. 411-412). Par la suite, voulant se perfectionner, il s'inscrit à l'école de médecine de l'université de Pennsylvanie dont il est diplômé en 1907. Assistant son oncle, le Dr Matthew Cryer, professeur de chirurgie orale, il s'intéresse très vite à cette discipline. Il co-signe un traité d'urologie à cette même époque. Pendant les cinq années suivantes, il travaille comme bactériologiste et pathologiste (Harding, 1975, pp. 122-125).
Grand ami de Kazanjian pendant près de cinquante ans, Robert H. Ivy, alors capitaine, a été l'assistant du Dr Vilray Blair dans la sous-section de chirurgie plastique et orale montée en août 1917. Docteur en chirurgie dentaire (1902) et docteur en médecine (1907), il a une solide formation en chirurgie maxillo-

faciale. Une fois en France, le major Ivy officie dans deux centres : l'un à Clermont-Ferrand et à l'hôpital n° 115 de Vichy. Ce dernier est situé à proximité d'un grand centre de chirurgie maxillo-faciale français, ce qui a permis à l'Américain d'acquérir par sa connaissance de la langue, le meilleur des techniques chirurgicales françaises. De retour aux USA en 1919, il exerce à l'Office de chirurgie générale à Washington D.C. et prend la direction du service de chirurgie maxillo-faciale au Walter Reed General Hospital. Il est démobilisé cette même année avec le grade de lieutenant colonel. Il rencontre Kazanjian pour la première fois cette année-là, lors d'un congrès de stomatologie organisé par l'Association médicale américaine, où les chirurgiens maxillo-faciaux de retour du front devaient faire état de leur expérience. Les actes de ce colloque sont mis en page et publiés en 1924 par Ivy devenu entre-temps colonel (1924) dans le corps médical de réserve de l'armée et le major Eby, pour le compte du département médical de l'armée américaine (Deranian, 2007, pp. 94-97). En 1920, il est un des ambassadeurs de l'armée américaine au congrès interallié de chirurgie qui se tient à Paris (Peer, 1954, pp. 252-254). Il y défend sa conviction sur les possibilités de restauration des mandibules par greffes osseuses (Harding, 1975, pp. 122-125 & Hyson, Whitehorne, & Greenwood, 2008, pp. 552-575).
Avec Blair, il participe aux soins d'environ 2 300 blessés de la face sur une période s'étendant du 14 juillet au 11 novembre 1918 (Deranian, 2007, pp. 94-97, 102).
En 1938, il est un des membres fondateurs du conseil américain de la chirurgie plastique, dont il est le trésorier et le secrétaire de 1946 à 1947 (Peer, 1954, pp. 252-254).
En 1940, il est membre du comité de chirurgie et président du sous-comité de chirurgie plastique et maxillo-faciale du conseil national de recherches. Pendant la Seconde Guerre mondiale, il collabore à l'écriture du *Manuel d'une pratique standardisée de la chirurgie plastique et maxillo-faciale* qui est achevé en 1942. Il sert en tant que consultant au ministère de la Guerre et organise une formation continue de 6 semaines pour les officiers médicaux qu'il entraîne ainsi à la dure réalité de la chirurgie aux combats (Converse, 1973, pp. 411-412). Après Pearl Harbour, le colonel Ivy officie au centre médical de

l'armée. En 1943, il devient professeur de chirurgie plastique à l'université de Pennsylvanie. En 1945, il inspecte les centres de chirurgie plastique de l'armée. A la fin de la guerre, le ministère de la Guerre lui a décerné un certificat de reconnaissance pour services rendus. C'est en hommage à sa contribution que l'armée américaine a déposé un drapeau sur son cercueil à son enterrement (Harding, 1975, pp. 122-125).

Auteur de plusieurs livres et d'environ 130 articles, c'est à l'âge de la retraite qu'il prend la fonction de rédacteur en chef du journal *Plastic and Reconstructive Surgery* de 1946 à 1965. Préoccupé par le traitement des fentes palatines dès ses premiers pas en dentisterie, ses recherches sur la question l'amène à saisir toute l'importance fondamentale d'une approche pluridisciplinaire pour la bonne réalisation d'un plan de traitement. Ainsi, en 1949, Ivy fonde et dirige la division des fentes palatines dans le département de la Santé du Commonwealth de Pennsylvanie (Converse, 1973, pp. 411-412).

En 1947, la médaille d'or de la Société médicale du comté de Philadelphie pour son travail sur l'année 1946 lui est décernée. En 1948, il reçoit le Prix du Mérite de l'Association générale des étudiants de l'université de Pennsylvanie. En 1949, il est primé par la Société américaine de chirurgie plastique et réparatrice qui lui remet sa toute première récompense honorifique pour sa contribution en tant que chirurgien, enseignant, auteur et éditeur. En 1950, il est fait membre d'honneur de la Société mexicaine de chirurgie plastique (Peer, 1954, pp. 252-254). En 1951, il cesse toutes ses activités de clinicien et d'enseignant (Harding, 1975, pp. 122-125).

En 1954, l'université de Pennsylvanie lui décerne le titre honorifique de docteur en Sciences. Il enseigne sans interruption, excepté de 1915 à 1919, jusqu'en 1951. A sa mort, il est professeur émérite dans 3 écoles (Peer, 1954, pp. 252-254).

Sa dernière communication a lieu devant la Section d'histoire de la médecine du collège des médecins de Philadelphie, le 11 février 1974 (Harding, 1975, pp. 122-125).

Membre d'honneur de l'Association américaine de chirurgie, de la Société internationale de chirurgie, de l'Association américaine des chirurgiens plastiques dont il a assumé la présidence en 1928 et dont il a été un des fondateurs, de l'Académie de chirurgie de Philadelphie qu'il dirige de 1942 à 1943, et de l'Association des chirurgiens militaires des Etats-Unis. Président de l'Association médicale des anciens élèves de l'université de Pennsylvanie de 1948 à 1950, il est aussi co-président du comité médical de l'université de Pennsylvanie de 1948 à 1951 (Peer, 1954, pp. 252-254).

Robert H. Ivy est décédé le 21 juin 1974, pendant son sommeil. Homme humble, généreux et honnête, il avait une grande mémoire. Travailleur acharné, il laisse derrière lui de nombreux amis. Grand enseignant, il a formé au moins 34 des plus grands chirurgiens plastiques du monde. Il adorait pêcher et jouer à la pétanque. Mais, plus que tout, il aimait sa famille (Harding, 1975, pp. 122-125).

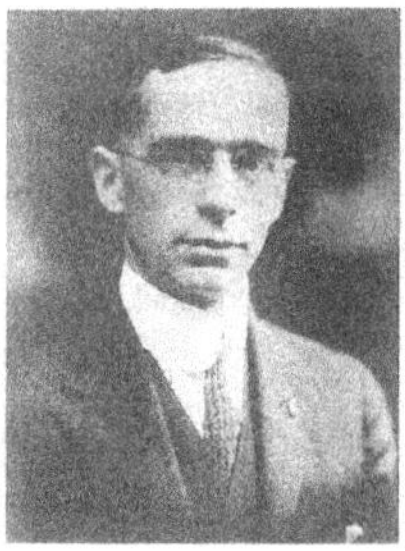

Professeur Robert H. Ivy (1881-1974)
(© Francis A. Countway Library of Medicine).

Références bibliographiques:

Converse John C., « Robert H. Ivy, DDS, MD , in *Plast. Reconstr. Surg.*, April 1973; 51 (4): 411-412.

Deranian Martin, *Miracle Man of the Western Front*, Chandler House Press, Worcester, 2007.

Francis A. Countway Library of Medicine, Harvard Medical Library, communication personnelle, Boston, USA, 2009.

Harding Robert L., « Orbituary, Robert H. Ivy, 1881-1974 », in *Plast. Reconstr. Surg.*, January 1975; 55 (1): 122-125.

Hyson John M., Whitehorne Joseph W. A. & Greenwood John T., *A history of dentistry in the US Army to World War II*, Office of the Surgeon General (ed.), Borden Institute, Walter Reed Army Medical Center, Washington D. C., 2008.

Peer Lyndon A., « Robert H. Ivy, D.D.S., M.D., F.A.C.S., Sc. D. », in *Plast. Reconstr. Surg.*, September 1954; 4 (30): 252-254.

Vilray P. Blair (1871-1955)

Vilray Papin Blair est né à Saint Louis, dans le Missouri, le 15 juin 1871. Il fait toute sa scolarité dans cette ville. En 1890, il obtient son baccalauréat d'Arts. En 1894, il réussit sa maîtrise d'Arts. Il décide de suivre un enseignement médical. Il le quitte au bout d'un an pour voyager. Il revient un an après pour passer un diplôme d'ingénieur en électricité. Sa famille le pousse à renoncer à cette idée pour reprendre ses études de médecine. Une fois diplômé, il reste deux ans à enseigner la chirurgie au Mullanphy Hospital de Saint Louis où il s'intéresse tout particulièrement à l'anatomie, ce qui l'a conduit à un poste d'instructeur en anatomie à l'université de Washington (Steinicki, Young, Francel & Randall, 1999, pp. 1991-2008). En 1897, il part en Angleterre pour se perfectionner au St Bartholomew Hospital. Il souhaite apprendre la chirurgie de la tête, du cou et de la cavité orale. Désargenté, il doit travailler à côté. Au bout d'une année, Blair s'embarque dans un navire et sert comme chirurgien, et docteur pendant son séjour en Afrique du sud. En 1900, il combat dans l'armée britannique. En 1902, il retourne à Saint Louis où il est nommé professeur associé de chirurgie et d'anatomie à l'université de Washington. Il y poursuit son apprentissage en chirurgie de la face. En 1908, il prend une année sabbatique où il rejoint l'école du Dr Edward Hartley Angle (1855-1930), professeur d'orthodontie à l'université du Minnesota depuis 1885. Cette école a été fondée par Angle en 1900, à Saint Louis (Riaud, 2008, pp. 60-63). Blair veut tout savoir du traitement des blessures dentaires (Steinicki, Young, Francel & Randall, 1999, pp. 1991-2008).

Vilray Blair publie en 1912, un livre portant le titre *Chirurgie et maladies de la bouche et des maxillaires* qui a fait sa renommée et qui est le premier ouvrage de référence sur la question aux Etats-Unis. Appartenant alors aux officiers du corps médical de réserve, il est nommé à la tête de la section de chirurgie plastique et orale de l'armée américaine en 1917, par le chirurgien général William C. Gorgas (1854-1920), chef du Service de santé de l'armée américaine du 16 janvier 1914 au 3 octobre 1918 (history.amedd.army.mil/, 2009, pp. 1-2). Par la même occasion, il est promu major et chef consultant en chirurgie maxillo-faciale des forces expéditionnaires américaines pendant la Première Guerre mondiale, peu après son arrivée en France (Hyson, Whitehorne & Greenwood, 2008, pp. 552-575). En octobre 1917, Blair et Ivy sélectionnent et forment les chirurgiens et les chirurgiens-dentistes en chirurgie maxillo-faciale à l'université de Washington, puis à l'université de Pennsylvanie et enfin, à l'université du Nord-ouest. Un des premiers hôpitaux qu'il visite en France est l'hôpital général n° 20, celui de Kazanjian, où il reste plusieurs jours. Il rencontre aussi le major Harold Delf Gillies et le major Kelsey Fry. Tout de suite, il fait une constatation fondamentale. Il est indispensable de corréler les efforts entre les chirurgiens généraux et les chirurgiens-dentistes pour obtenir le meilleur résultat possible dans le traitement des blessures de la face et des maxillaires. L'équipe de Blair a traité des milliers de soldats avec les techniques les plus complexes de chirurgie reconstructrice. Son travail a fait de lui, un maître. En 1917, la troisième édition de son livre paraît. Agrémenté d'un nouveau chapitre consacré aux traumatismes, il répond à tous les besoins apparus pendant la guerre. Le 24 octobre 1917, Blair communique à Chicago, lors du congrès clinique des chirurgiens nord-américains où il fait l'éloge de la collaboration étroite qui existe entre les chirurgiens et les dentistes au sein du Service de santé de l'armée américaine. Il y décrit aussi son fonctionnement, son organisation et son mode d'exercice. En 1918, 164 chirurgiens et 123 dentistes ont suivi l'enseignement dispensé par Vilray, mais 40 seulement intègrent la section de chirurgie orale et plastique. Blair arrive en France le 18 avril 1918, avec 18 chirurgiens et 15 dentistes triés sur le volet. Puis, ses hommes sont partis dix semaines en Angleterre pour se former à la chirurgie de combat, avant de revenir en France. Le 21 août 1918, il recommande que tous les blessés de la face envoyés au centre hospitalier de Bazoilles en France soient réorientés vers l'hôpital central n° 42 (Hyson, Whitehorne & Greenwood, 2008, pp. 552-575). Blair s'est appliqué à conserver en poste les bonnes personnes aux bons endroits. Il réinstaure l'obligation pour les officiers de santé de suivre une formation continue de deux mois. Le 20 septembre, Blair nomme sept consultants en chirurgie maxillo-faciale, chacun stationné dans un hôpital et chargé de superviser les blessés, et l'approvisionnement dans les centres hospitaliers de la région parisienne. En octobre, Blair est promu lieutenant colonel (Hyson, Whitehorne & Greenwood, 2008, pp. 552-575). Après l'armistice, Blair met en place plusieurs centres aux Etats-Unis pour poursuivre les soins chez les plus blessés. Il dirige personnellement celui de Jefferson Barracks dans le Missouri.

En 1921, il est le premier à expliquer le principe du « délai » indispensable dans le transfert d'un long volet pédiculé. Cette année-la, compte tenu de sa réputation acquise pendant la Première Guerre mondiale, Blair est élu membre associé de l'Association américaine de chirurgie orale et plastique. Il est nommé membre titulaire de cette association trois ans plus tard, lorsque les impétrants pour faire acte de candidature doivent prouver qu'ils sont titulaires d'un doctorat en médecine et d'un doctorat en chirurgie dentaire (Steinicki, Young, Francel & Randall, 1999, pp. 1991-2008).

A Saint-Louis, Blair entame un exercice libéral et ouvre une des plus grandes cliniques de chirurgie plastique du pays où il forme aussi les meilleurs chirurgiens américains. Avec trois d'entre eux, il forme le célèbre quatuor de Saint-Louis, spécialisé dans la correction des anomalies congénitales, les traumatismes ou les cancers de la tête, et du cou (Deranian, 2007, pp. 94-97, 148).

En 1929, associé à James Barett Brown (1899-1971), autre chirurgien plastique et élève de Blair, il décrit la première réparation d'une fente de la lèvre. La même année, ils mettent au point une technique chirurgicale de greffe de la peau toujours employée aujourd'hui. Dans la décennie suivante, Blair forme Brown à un tel niveau scientifique que ce dernier devient un expert mondialement reconnu du traitement d'anomalies

congénitales de la tête et du cou comme les fentes palatines et labiales, de la chirurgie de l'ostéomyélite des maxillaires, de la thérapie de la paralysie faciale, et des tumeurs malignes de la face et du cou (Steinicki, Young, Francel & Randall, 1999, pp. 1991-2008).
En 1937, Blair est un des piliers fondateurs de l'Association des chirurgiens plasticiens américains (Hyson, Whitehorne & Greenwood, 2008, pp. 552-575).
En 1940, il invente le couteau Blair qui est employé pour traiter les grands brûlés. En 1941, il est professeur émérite de l'université de Washington.
Vilray Blair est mort le 24 novembre 1955 (Steinicki, Young, Francel & Randall, 1999, pp. 1991-2008).

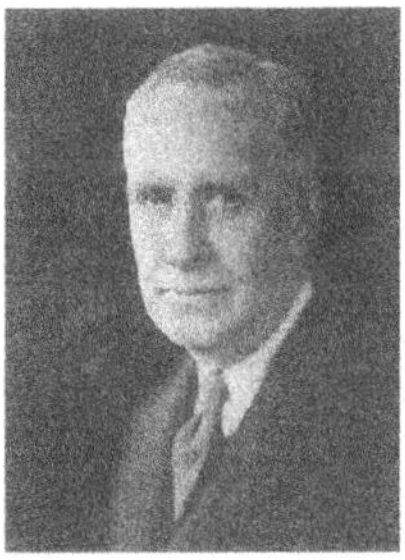

Professeur Vilray P. Blair (1871-1955)
(© Francis A. Countway Library of Medicine).

Références bibliographiques:
Deranian Martin, *Miracle Man of the Western Front*, Chandler House Press, Worcester, 2007.
Francis A. Countway Library of Medicine, Harvard Medical Library, communication personnelle, Boston, USA, 2009.
history.amedd.army.mil/, *William C. Gorgas*, Washington D. C., 2009, pp. 1-2.
Hyson John M., Whitehorne Joseph W. A. & Greenwood John T., *A history of dentistry in the US Army to World War II*, Office of the Surgeon General (ed.), Borden Institute, Walter Reed Army Medical Center, Washington D. C., 2008.
Riaud Xavier, « Les failles historiques de la classification d'Angle », in *Le Chirurgien-Dentiste de France*, 11/09/2008, n° 1360, pp. 60-63.
Steinicki Eric J., Young Leroy V., Francel Tom & Randall Peter, « Vilray Blair, his surgical descendants and their role in plastic surgical developments », in *Plast. Reconstr. Surg.*, June 1999; 103 (7): 1991-2008.

Les Anglais

Sir Harold Delf Gillies (1882-1960)

Gillies est né à Dunedin en Nouvelle-Zélande, le 17 juin 1882. Mais, c'est au collège Gonville et Caius à l'université de Cambridge qu'il excelle au golf et en tant que rameur. Il y obtient une bourse d'études pendant sa première année, en 1901. Il étudie la médecine à l'école médicale de l'hôpital St Bartholomew à Londres, à partir de 1906, et devient un membre d'honneur du Royal College of Surgeons (= Collège royal des chirurgiens), quatre années plus tard. Il sort diplômé en 1908. Il se marie le 9 novembre 1911, à Londres (http://www.projectfacade.com, 2005). Surmontant son handicap d'un coude resté ankylosé suite à un accident de la petite enfance, il joue au golf pour l'Angleterre contre l'Ecosse et gagne la Royal St George Grand Challenge Cup à Sandwich, en 1913 (Bamji, 2006, p. 146). A cette époque, il est déjà reconnu comme étant le meilleur chirurgien du Bartholomew's Hospital. Il s'oriente alors vers la chirurgie des oreilles, du nez et de la gorge.

Au tout début de la guerre, en 1915, Harold se porte volontaire pour servir pour la Croix-Rouge. Envoyé en France par celle-ci, son premier poste est à Wimereux, près de Boulogne. Il y travaille en tant que médecin en collaboration avec un dentiste franco-américain du nom de Valadier. Ce dernier n'est pas autorisé à officier sans être supervisé, mais il n'hésite pas un instant à essayer de développer ses travaux de reconstruction des mâchoires (Pound, 1964). C'est d'ailleurs Valadier qui initie Gillies à ce nouveau type de blessure. L'Anglais est tout de suite fasciné par la chirurgie de la face. Aussitôt, il s'attelle à

la lecture des grands classiques des spécialistes de cette discipline.
Alors qu'il est en France, Gillies en profite pour assister à des interventions réalisées par Hippolyte Morestin (1869-1919), le célèbre chirurgien de la face français, à l'hôpital du Val-de-Grâce (Riaud, 2008). L'Anglais ne cachera jamais son admiration pour Morestin, mais faisant état d'un grand sens de l'humour, il n'hésite pas à dire de celui-ci : *« En l'espace d'un très court instant, il pouvait avoir la gentillesse d'un chaton et le moment d'après, avoir la sauvagerie d'un tigre* (Lalardrie, 1972). » C'est la seule et unique fois qu'ils se rencontrent. La porte de Morestin est restée désespérément fermée ensuite.

Gillies est très vite enthousiasmé par cette nouvelle chirurgie et lorsqu'il rentre en Angleterre, il s'emploie à convaincre ses supérieurs, Sir Anthony Bowlby (1855-1829), major général et chirurgien consultant des forces britanniques en France pendant la Grande Guerre, et Sir John Rose Bradford (1863-1935), major général et chirurgien consultant des forces britanniques en France pendant la Grande Guerre, ainsi que le directeur général du Service de santé de l'armée britannique, Sir Alfred Keogh (1857-1936), de la nécessité de concentrer toutes les spécialités autour de la reconstruction de la face en un endroit unique. Il parvient à obtenir des salles à l'hôpital militaire de Cambridge, à Aldershot (Pound, 1964).
Toutefois, la situation dégénère et se révèle vite inadaptée, en particulier au début de l'offensive sur la Somme, le 1er juin 1916. Démarchant le chef des services chirurgicaux de l'armée britannique, Sir William Arbuthnot-Lane (1856-1943), il le persuade de l'idée novatrice d'un centre entièrement consacré aux blessures du visage, avec des équipes de praticiens occupés à la résolution de ces seules lésions, ce qui permettrait d'envisager de réelles avancées techniques (Bamji, 2006, p. 144). Un hôpital dévolu aux seules atteintes de la face est donc installé à Sidcup. Le Queen Hospital ouvre ses portes en 1917. Il présente très vite une unité de convalescence comprenant 1 000 lits et devient le plus grand hôpital du monde consacré à la réparation de la face, recevant jusqu'à 5 000 sujets. Pour étoffer le personnel soignant, Gillies n'hésite pas à contacter des chirurgiens canadiens, australiens et néo-

zélandais. Une concentration inhabituelle de chirurgiens est regroupée dans cet hôpital, sans oublier les chirurgiens US en visite pour observer et apprendre, venus avec des dentistes, des techniciens, des radiologistes, des artistes, et des photographes. Gillies et ses assistants développent ainsi de nombreuses techniques et protocoles de reconstruction de la face. Plus de 11 000 interventions chirurgicales entre 1916 et 1925 sont effectuées sur 5 000 blessés du visage, dont la plupart l'ont été par balles (http://www.projectfacade.com, 2005). Gillies travaille en étroite collaboration avec Sir William Kelsey Fry, un dentiste anglais de grande renommée.

Il était un chirurgien méticuleux, très critique envers lui-même et ses confrères qu'il jugeait avec équité.

Pendant l'entre-deux-guerres, Gillies ouvre un cabinet privé où il soigne des personnages célèbres. Il voyage énormément, promeut ses techniques de reconstruction de la face et les enseigne partout dans le monde (Pound, 1964).

Il publie en 1920, son *Plastic Surgery of the Face*, qui établit définitivement cette science artistique comme une spécialité de la médecine. Ce livre écrit à partir de son expérience militaire demeure une référence pendant de nombreuses années. Il comprend 424 pages et 844 illustrations. Fry en écrit un chapitre intitulé « Le problème de la prothèse en chirurgie plastique » (Deranian, 2007).

En 1930, Gillies invite son cousin, le futur Sir Archibald MacIndoe (1900-1960), à le rejoindre. Il l'enjoint de postuler pour entrer au St Bartholomeuw Hospital. C'est le point de départ d'une carrière fulgurante pour ce dernier. Pour les services rendus pendant la guerre, Harold Delf Gillies est anobli la même année par le roi Georges V (1865-1936) (Pound, 1964).

Pendant la Seconde Guerre mondiale, Gillies intervient en tant que consultant au ministère de la Santé, à la RAF et à l'Amirauté. Il organise des unités de chirurgie maxillo-faciale à différents endroits de la Grande-Bretagne. Ses activités ne périclitent pas et se poursuivent à la Rooksdown House, partie du Park Prewett Hospital à Basingstoke. Pendant la guerre et après, il forme de nombreux médecins du Commonwealth à la chirurgie maxillo-faciale (BBC, 2007).

En 1946 et 1951, il devient l'un des premiers au monde à pratiquer la chirurgie de mutation sexuelle. En 1957, il publie *The Principles and Art of Plastic Surgery*, qui est toujours considéré comme un travail majeur sur le sujet (Pound, 1964).
Il décède en 1960 d'une maladie artérielle.

S'il est considéré comme un des pères de la chirurgie maxillo-faciale, c'était aussi un peintre dont les œuvres ont été exposées à la Foyale's Art Gallery en 1948, un joueur de golf émérite et une personne avec un grand humour. De son mariage, il a eu quatre enfants. Son plus jeune fils s'est engagé à son tour dans une carrière médicale (http://en.wikipedia.org, 2008).
Le frontispice de sa maison présente une plaque bleue qui commémore sa vie et son œuvre.

61 publications connues au minimum, dont 2 livres, ont été recensées par Andrew Bamji, en 2006.
L'opération dite de Gillies consiste en une réduction des fractures du zygoma et de l'arc zygomatique par une incision à travers le cuir chevelu temporal.

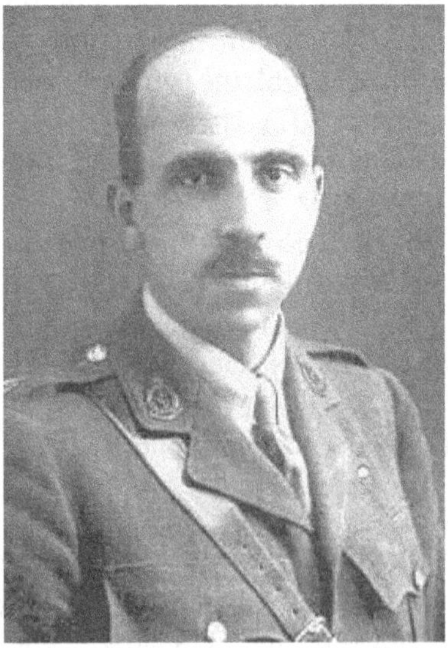

Sir Harold Delf Gillies en 1916
(© Bamji Andrew).

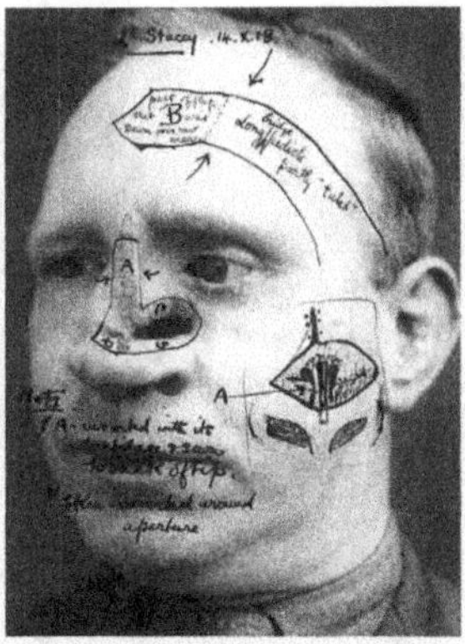

Photographie du lieutenant Stacey qui a servi dans la Royal Naval Division, annotée par Gillies pour montrer les étapes des différentes opérations chirurgicales (14 octobre 1918)
(© Bamji Andrew).

Références bibliographiques :

Bamji Andrew, « Sir Harold Delf Gillies: surgical pioneer », in *Trauma*, 2006; 8:143-156.
Bamji Andrew, communication personnelle, Gillies Archives, Queen Mary's Hospital, Sidcup, UK, 2009.
Deranian Martin, *Miracle Man of the Western Front*, Chandler House Press, Worcester, 2007.
http://medical-dictionary.thefreedictionary.com, *Gillies' operation*, 2009, pp. 1-2.
http://www.projectfacade.com, *Sir Harold Delf Gillies*, 2005, pp. 1-3.
http://en.wikipedia.org, *Harold Gillies*, 2008, pp. 1-3.
Lalardrie J. P., « Hippolyte Morestin (1869-1918) », in *Br. J. Plast. Surg.*, Jan. 1972 ; 25 (1) : 39-41.
Pound Reginald, *Gillies: Surgeon Extraordinary*, Michael Joseph (ed.), London, 1964.
Riaud Xavier, *Première Guerre mondiale et stomatologie : des praticiens d'exception...*, L'Harmattan (éd.), Collection Médecine à travers les siècles, Paris, 2008.
WW2 People's War Archive, « Harold Delf Gillies, plastic surgeon (1882-1960) », in *BBC*, 2007, p. 1.

Article original:

Riaud Xavier, « Sir Harold Delf Gillies (1882-1960), un précurseur de la chirurgie maxillo-faciale », in *Le Chirurgien-Dentiste de France*, 30/04/2009, n° 1392, pp. 57-58.

Sir William Kelsey Fry (1889-1963)

William Kelsey Fry est né le 18 mars 1889, à Greenwich. Il fait ses études à Hurstpierpoint et entre en 1908, au Guy's Hospital. Il est qualifié en médecine et en dentisterie en 1913. Il arrive en France en octobre 1914 et sert sur le front en tant qu'officier médical du Royal Welsh Fusiliers. Il est décoré de la Military Cross en 1916, pour acte de bravoure, après avoir été blessé. Il a en effet porté un colonel blessé dans le No-man's land et a reçu une balle dans son bras lors de son acte de sauvetage. A partir du début d'octobre 1916, Fry officie en tant que chirurgien-dentiste, dans un premier temps, à Aldershot, puis avec Gillies, à Sidcup. Son association avec le chirurgien les conduit à devenir amis, mais aussi à réaliser des progrès considérables dans le domaine de la chirurgie plastique (Bamji, 2006). Ils publient plusieurs articles ensembles (Deranian, 2007, pp. 109-110). Fry joue un rôle déterminant dans l'établissement de l'hôpital créé par Gillies. L'expérience acquise là-bas est relatée dans sa thèse *Le traitement des blessures des maxillaires*, qui a gagné le Prix Cartwright du Collège royal des chirurgiens. Il acquiert alors, une réputation internationale (Anonyme, 1963).
Entre les deux guerres, il est retourné travailler au Guy's Hospital et a également développé un exercice libéral.
Pendant la Seconde Guerre mondiale, il travaille en étroite collaboration avec Sir Archibald MacIndoe, à la fameuse unité maxillo-faciale et plastique du Queen Victoria Hospital à East Grinstead. Cette unité est devenue par la suite un éminent centre de recherches postdoctorales où la réputation de William Fry en tant qu'enseignant a attiré des personnes issues du monde entier. En 1942, en association avec d'autres auteurs, il publie

un bref compte-rendu concernant le diagnostic et le traitement des blessures des maxillaires, et de la face. Ce recueil basé sur sa seule expérience est considéré encore aujourd'hui comme un classique du genre. Consultant pour la Royal Air Force, il ne ménage pas son temps, ni ses conseils, qu'il consacre à la constitution d'un service dentaire de l'armée britannique. Homme de l'ombre, il travaille avec ténacité et se bat sans relâche pour les causes qu'il estime justes. Avocat impénitent des hygiénistes dentaires, il considère leur présence indispensable dans le service dentaire qu'il essaye de mettre en place. Ce n'est que dix ans après que le rôle de ces auxiliaires a été reconnu et qu'un statut légal leur a été conféré (Anonyme, 1963).

Apprécié en tant qu'enseignant, ses propos affichaient son expérience clinique et étaient très prisés des étudiants de l'école dentaire. Il s'est démené pendant de nombreuses années pour l'établissement d'un enseignement postdoctoral à l'école dentaire de Londres et n'a pas hésité à bousculer les obstacles qui se présentaient à lui, notamment auprès du ministère de la Santé. En 1950, il abandonne la pratique et choisit d'enseigner à plein temps, ce qu'il fait à l'Eastman Dental School, école qu'il a largement contribué à créer. Pendant de nombreuses années, Fry a eu la pleine confiance du ministère de la Santé qui a fait de lui, un conseiller dentaire. Il a eu une influence notable sur l'évolution de la dentisterie anglaise et son intervention dans le National Health Act (1953) est palpable.

En 1946, il est fait commandeur de l'ordre de l'Empire britannique. Il est anobli en 1951 (Anonyme, 1963).

En 1948, il est diplômé honoris causa de l'université de Durham et en 1958, de l'université de McGill.

Membre fondateur de la Faculté de chirurgie dentaire du Collège royal des chirurgiens, il en a été le doyen de 1950 à 1953. Il a été aussi président de la section odontologique de la Société royale de médecine en 1951. En 1960, il en devient membre d'honneur.

Il avait une passion pour les œillets. Il était très fier de montrer à ses amis ses plates-bandes de fleurs qu'il cultivait avec un regard expert.

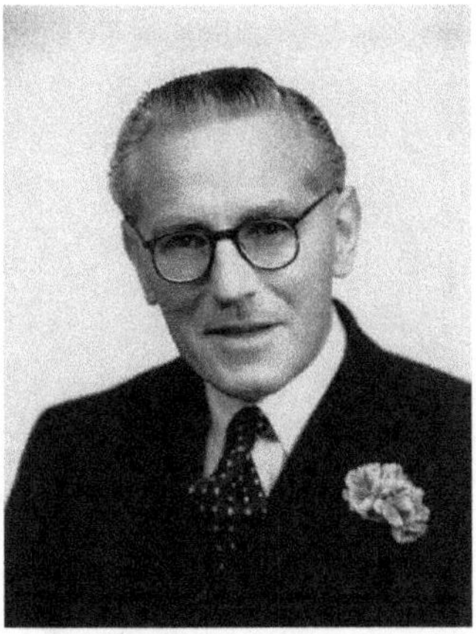

Sir William Kelsey Fry (1889-1963)
(© National Portrait Gallery).

Références bibliographiques:
Anonyme, « In Memoriam: Sir William Kelsey Fry, C.B.E., M.C., D. Sc., M.D.S., F.R.C.S., F.D.S. (1889-1963) », in *Ann. R. Coll. Surg.*, Engl., 1963 December; 33 (6): 390-392.
Bamji Andrew, « Sir Harold Delf Gillies: surgical pioneer », in *Trauma*, 2006; 8:143-156.
Deranian Martin, *Miracle Man of the Western Front*, Chandler House Press, Worcester, 2007.
National Portrait Gallery, communication personnelle, Londres, 2009.

Henry Percy Pickerill (1879-1956)

Henry Percy est né à Hereford, en Angleterre, le 3 août 1879. Il entre au Hereford County College et à l'université d'Oxford, et de Birmingham. Il est diplômé en chirurgie dentaire au Royal College des Chirurgiens d'Angleterre en 1903. Il poursuit ses études à Birmingham où il acquiert d'autres qualifications en 1904, 1911 et 1923. Il obtient divers prix et récompenses : une récompense en dentisterie opératoire, une pour un traité sur les soins dentaires chez les enfants et un prix spécial pour son article sur les effets de la civilisation sur les dents (Harvey Brown, 2007).

Après avoir été reçu au baccalauréat, ou son équivalent au Royaume-Uni, il travaille dans un cabinet dentaire de Hereford et au département dentaire de l'hôpital général de Birmingham. Il est aussi rémunéré pour sa fonction d'enseignant en pathologie dentaire et en histologie à la Faculté de Birmingham. Il se marie le 19 juin 1906, dans la ville où il vit.

En 1907, Pickerill devient le premier directeur de l'université d'Otago. Sa fonction n'est pas de tout repos et confronté au monde universitaire, il consacre beaucoup de temps à résoudre de multiples problèmes (Brooking, 1980).

Dans le même temps, il poursuit ses recherches et publie un premier livre intitulé *The prevention of dental caries and oral sepsis* (La prévention des caries dentaires et de la septicité orale) qui reçoit le Prix Cartwright du Royal College des Chirurgiens d'Angleterre en 1911. *Stomatology in general practice : a textbook of diseases of the teeth and mouth* (Stomatologie en pratique générale : manuel de maladies des dents et de la bouche) paraît en 1912. Ses nombreux articles abordent l'étude de la structure de l'émail dentaire, de la nature de la salive et de son rôle dans la prévention de la carie, de la reconstruction chirurgicale suite à un trauma de la face et des maxillaires, et de la correction d'anomalies congénitales. Il est rédacteur en chef du *New Zealand Dental Journal* de 1909 à 1916 (Harvey Brown, 2007 & Brooking, 1980).

En 1916, Pickerill quitte ses fonctions pour remplir ses devoirs militaires. Arrivé en Angleterre au début de l'année 1917, il est détaché auprès du corps médical néo-zélandais. Il y établit une unité de traitement des blessures de la face et des maxillaires à l'hôpital général néo-zélandais n°2 basé à Walton-on-Thames. Cette unité est transférée au Queen Mary's Hospital à Sidcup, en 1918. Là, il rencontre Gillies avec qui il travaille conjointement. Pickerill acquiert une réputation dans le domaine de la reconstruction faciale et de la chirurgie plastique après avoir obtenu des résultats remarquables dans le traitement de blessures de guerre particulièrement horribles. Son unité est déplacée à Dunedin en 1919. Il continue d'y assumer la fonction de chef du département de chirurgie maxillo-faciale et d'y suivre des grands blessés sur du long terme (Carbery, 1924). Henry Pickerill est fait officier dans l'ordre de l'Empire britannique en 1919, puis commandeur du même ordre en 1923.

En 1919, il reprend sa charge de doyen de l'Ecole dentaire. Il constate aussitôt que le nombre d'étudiants a sensiblement augmenté et que la dentisterie est devenue une discipline universitaire à part entière. Mais, l'école est trop petite. Pickerill s'emploie dès lors auprès du gouvernement afin de recevoir son agrément pour entreprendre des travaux, ce qui est chose faite en 1924. En 1926, la nouvelle école est couplée avec la seule école médicale de la région (Morell, 1969).

Mais, un nouveau combat se profile à l'horizon. Pickerill est farouchement opposé à l'établissement d'un programme de santé dentaire chez les enfants, qui serait mis en place et appliqué par des infirmières dentaires scolaires qui n'ont reçu qu'une formation de 18 mois. Il échoue et en 1921, le service dentaire de l'école néo-zélandaise est créé (Harvey Brown, 2007).

Henry démissionne de l'université d'Otago en 1927, pour se spécialiser en chirurgie plastique et prendre un poste au Royal North Shore Hospital de Sydney en tant que chirurgien

plastique principal. Remarié en 1934 à une femme chirurgien, il revient en Nouvelle-Zélande et travaille pendant cinq années au Wellington Hospital et au Lewisham Hospital à Newtown. Pickerill et sa femme, à qui il a tout appris, fonde la première unité de chirurgie plastique au Middlemore Hospital à Auckland. Ils y restent trois ans (Harvey Brown, 2007).
En 1939, le couple de chirurgiens s'installe au Bassam Hospital à Lower Hutt où ils se spécialisent dans le traitement des fentes du palais et des becs-de-lièvre.
Henry Percy Pickerill est mort à Pinehaven, le 10 août 1956. Il a donné à l'art dentaire néo-zélandais ses lettres de noblesse en lui conférant un accessit au rang de discipline universitaire agrémentée d'une pratique clinique complémentaire. Ses contributions à la médecine et à la dentisterie sont gigantesques aussi bien en Nouvelle-Zélande qu'au-delà des mers (Harvey Brown, 2007).
Après sa mort, le travail effectué à Bassam a continué sous la direction de Cecily Pickerill, son épouse, jusqu'en 1967. Elle a été faite dame commandeur de l'ordre de l'Empire britannique en 1977 et est décédée en juillet 1988 (Harvey Brown, 2007).

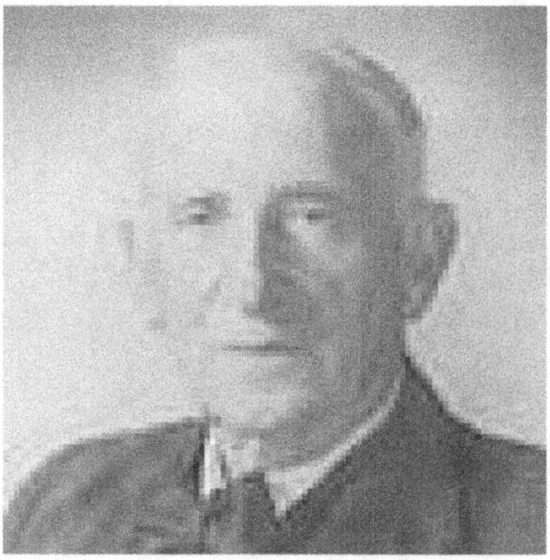

Doyen Henry Percy Pickerill (1879-1956)
(© University of Otago).

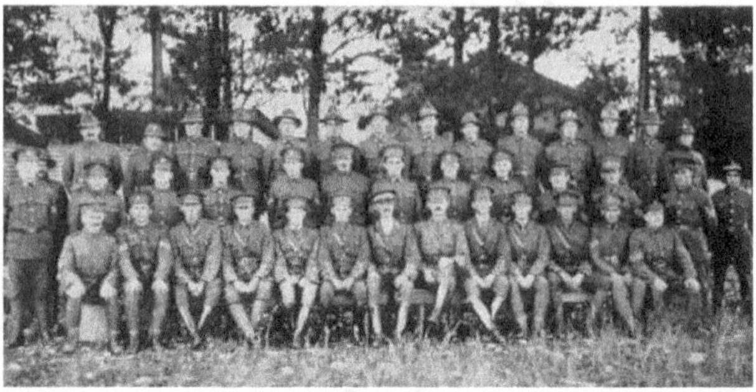

Captain Hursthouse, officier dentaire principal au centre en bas, et son équipe dentaire, section du corps dentaire de l'armée néo-zélandaise créée le 1er décembre 1915 et basée au camp militaire de Featherston (© diggerhistory).

Références bibliographiques :

Brooking T. W. H., *A history of dentistry in New Zealand*, Dunedin, 1980.

Brown Harvey R., « Henry Percy Pickerill (1879-1956) », in *Dictionnary of New Zealand Biography*, Wellington, 2007, www.dnzb.govt.nz, pp. 1-2.

Carbery A. R. D., *The New Zealand Medical Service in the Great War*, 1914-1918, Auckland, 1924.

Morrell W. P., *The University of Otago*, Auckland, 1969.

University of Otago, communication personnelle, Dunedin, Nouvelle-Zélande, 2009.

www.diggerhistory3.info, *Others services: Featherston Military Training Camp NZ*, 2006, pp. 1-8.

Les Allemands

Georg Axhausen (1877-1960)

Axhausen est né le 24 mars 1877, à Landsberg-sur-Wachte. Il étudie à la Kaiser-Wilhelms-Akademie de Berlin où il a reçu un enseignement médical dans un cadre militaire. Après avoir obtenu son doctorat de médecine en 1901, il reste dans l'armée allemande. Il entame ses recherches à la clinique chirurgicale de Kiel de 1904 à 1906, puis de 1907 à 1908, il officie à l'Institut de pathologie au Friedrichshain Hospital de Berlin, et de 1909 à 1924, il exerce à la clinique chirurgicale de la Charité dont il prend la direction. Pour atteindre cette promotion, la Faculté de médecine lui a demandé de passer l'examen final de qualification en dentisterie, ce qu'il a fait. Après plusieurs années dans l'armée, il devient instructeur à la division chirurgicale de l'Institut dentaire de Berlin. Il est habilité en 1908, reçoit le titre de professeur en 1912, puis est titulaire d'une chaire à Berlin, en 1920 (Daniel-Enersen, 1994-2009 & Mostofi, 2005, p. 17).

Il est le premier à employer le terme de « nécrose aseptique », qui évolue dans les années 1950, en nécrose avasculaire. A son époque, il n'y a pas d'antibiotique et les nécroses osseuses sont fréquentes. Dans un article paru en 1910, Axhausen écrit que la nécrose survient à chaque extrémité osseuse d'une fracture et que c'est ce qui serait remplacée par la prolifération périostique en la stimulant. Il est convaincu aussi qu'une nécrose focale de l'os sous-chondral causerait des modifications du cartilage articulaire, ce qui conduirait à une arthrite déformante.

Axhausen s'implique beaucoup dans l'étude des pathologies et de la chirurgie des os et des articulations (Daniel-Enersen, 1994-2009).

Eminent chirurgien de la face pendant la Grande Guerre, il se distingue par ses innovations médicales au cours de ce conflit. En 1917, il installe une station de chirurgie maxillo-faciale à la Charité berlinoise (Riaud, 2008, pp. 143-144, Hesse & Laparra, 2004, pp. 91, 93, & Schulz, 1993, p. 46).

En 1922, il conçoit une théorie qui a conservé le nom de son auteur et qui propose : *« l'hypothèse d'une nécrose secondaire à des embols septiques de bacilles tuberculeux. »*

En 1932, il prend la présidence de l'AGKI (Arbeitsgemeinschaft für Kieferchirurgie = Communauté de travail des chirurgiens maxillo-faciaux) et y demeure jusqu'en 1951.

En 1933, il est le premier à donner la description d'une chondromatose de l'articulation temporo-mandibulaire. En 1934, il est le premier chirurgien à réaliser une avancée mandibulaire en effectuant une ostéotomie maxillaire de type Lefort I, après immobilisation des deux maxillaires. C'est une intervention qui permet de mobiliser la totalité de l'arcade dentaire supérieure et du palais afin de corriger une anomalie de positionnement de celui-ci.

En 1933, le Reichszahnärzteführer ordonne la création d'une Akademie für Zahnarztliche Fortbildung (Académie pour la formation continue des chirurgiens-dentistes). Elle permet le contrôle de la profession, la mise en place de l'idéologie nazie au sein de ce métier et la maîtrise du contenu de la formation, ce qui facilite l'endoctrinement. Les chirurgiens-dentistes ont l'obligation d'assister aux enseignements de cet organisme qui durent 8 semaines, s'ils veulent avoir l'autorisation d'exercer, et pendant lesquels des cours idéologiques, scientifiques, mais aussi paramilitaires leur sont délivrés. Emil Kiefer en prend les commandes au commencement. Le 1er janvier 1939, Georg Axhausen remplace Kiefer. L'objectif de cette structure n'est pas tant de former les praticiens que de les contrôler dans le but de préparer tout le pays à la guerre. Au cours des combats, grâce aux directives du chirurgien de la face, 80% des blessés à la mâchoire, sur le front, sont soignés jusqu'à guérison complète. Pour les coups de feu dans la mâchoire, Axhausen exige, après des soins dentaires et d'orthopédie maxillaire préliminaires, un soin opératoire de la blessure avec, pour finir,

une suture partielle (Riaud, 2005, pp. 23, 54, Fischer, 1985, pp. 3109-3110, 3174 & Häussermann, 1996-1997, p. 14).
Georg Axhausen n'est pas inquiété à la fin des hostilités. Il enseigne à la clinique dentaire de l'université libre de Berlin en 1946 et cesse ses activités en 1953.
Il décède le 19 janvier 1960, à Berlin.
Il laisse son nom à un signe clinique : Signe d'ostéochondrite disséquante du genou: le genou étant en flexion forcée, il existe une douleur à la pression entre le bord de la rotule et la face axiale du condyle interne.
Auteur de nombreux ouvrages, ses travaux scientifiques sont reconnus :
- *Histologische Studien über die Ursachen und den Ablauf des Knochenbaus im osteoplastischen Karzinom*, Virchows Archiv für pathologische Anatomie und Physiologie und für klinische Medizin, Berlin, 1909, 195: 358-462.
- *Atlas der Operationsübungen*, München, 1914.
- *Chirurgie des Anfängers*, Berlin, 1923.
- *Technik und Ergebnisse der Gaumenplastik*, Leipzig, Thieme, 1936, 126 s.
- *Die Kriegswundbehandlung in Kiefer-Gesichtsbereich; hrsg. im Auftrag der Deutschen Zahnärzteschaft*, 2nd ed., München, Lehmann, 1941, 89 s.
- *Allgemeine Chirurgie in der Zahn-, Mund- und Kieferheilkunde*, 1st ed., München, Hanser, 1940, 461 s.

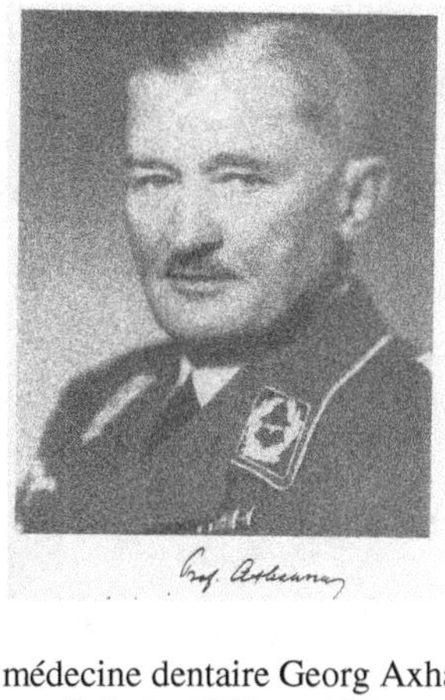

Professeur, docteur en médecine dentaire Georg Axhausen, à Berlin en 1942 (Schulz, 1993, p. 187).

Références bibliographiques:

Daniel-Enersen Ole, « Georg Axhausen », in *www.whonamedit.com*, 1994-2009, p. 1.

Fischer Hubert, *Der deutsche Sanitätsdienst 1921-1945*, BiblioVerlag, Osnabrück, 1985, Band 4.

Häussermann Ekkhard, « NS-Zeit - ein Kapitel der Verdrängung », in *Zahnarztliche Mitteilungen, « Deutsche Zahnärzte 1933 bis 1945 »*, Koln, 1996 und 1997, p. 14.

Hesse Pascal & Laparra Jean-Claude, *Les chemins de la souffrance... Le service de santé allemand Saint-Mihiel-Hauts-de-Meuse-Woëvre-Metz 1914-1918*, Ysec (éd.), Louviers, 2004.

Mostofi Berhooz Seyed, *Who's who in Orthopedics*, Springer (ed.), Londres, 2005.

Riaud Xavier, *Les dentistes allemands sous le IIIème Reich*, L'Harmattan (éd.), Collection Allemagne d'Hier et d'Aujourd'hui, Paris, 2005.

Riaud Xavier, « Le service dentaire de l'armée allemande », in *Vesalius*, 2005 ; XI (1) : 38-47.

Riaud Xavier, *Première Guerre mondiale et stomatologie, des praticiens d'exception*, L'Harmattan (éd.), Collection Médecine à travers les siècles, 2008.

Schulz Claus-Dieter, *Die Militärzahnmedizin in Deutschland*, Bonn, 1993, Beta Verlag, Deutsche Gesellschaft für Wehrmedizin und Wehrpharmazie e.V.

Johannes F. S. Esser (1877-1946)

Johannes est né le 13 novembre 1913, à Leiden, en Hollande. A l'âge de 13 ans, il perd son père et sa mère entre à l'hôpital pour une dépression. A ce moment, le jeune garçon acquiert une volonté implacable. Il est adopté et sa nouvelle famille lui inculque les rudiments du jeu d'échecs. En 1912, il se marie. Absorbé par ce jeu, il participe à ces premiers championnats de Hollande en 1908. En 1913, il en devient le champion.
En 1896, il entre à l'école médicale de Leiden, où il choisit la médecine, puis très vite, la dentisterie. L'essentiel de la partie dentaire est enseigné à l'université d'Utrecht, par le docteur Theodore Dentz (1840-1933). Pour gagner sa vie, il écrit des chroniques relatives au jeu d'échecs dans un journal hollandais. Il n'est jamais devenu dentiste, mais est sorti tout de même diplômé de Leiden en 1903. Il devient docteur en médecine à Gant, en Belgique, en 1904. Cette année-là, il se rend aux Etats-Unis pour la première fois. Il ne sait pas qu'il y retournera en avril 1940, au commencement de la Seconde Guerre mondiale, en tant que chirurgien de renom mondial. Le 24 mai 1940, au congrès de printemps de l'hôpital de New York, à l'hôtel Roosevelt, il présente une communication basée sur son expérience de guerre personnelle et intitulée : « Principes de chirurgie plastique appliqués aux blessures de guerre ». Invité par la Société de chirurgie plastique et reconstructrice locale, il en est élu membre d'honneur (Haeseker, 1986).
Après 1904, il est transféré à Paris où il étudie et a comme professeur, Hyppolite Morestin. De 1905 à 1913, il exerce à Amsterdam. En 1909, il utilise un double volet de peau en provenance du cuir chevelu comme une visière pour

reconstruire des mandibules (Santoni-Rugiu & Sykes, 2007, p. 109). Quand la Première Guerre mondiale éclate, Esser propose ses services aux Français et aux Anglais qui ne l'acceptent pas. Finalement, il signe un contrat de chirurgien de guerre civil dans l'armée austro-hongroise. En 1917, trois professeurs berlinois impressionnés par l'inventivité de ses techniques lui offrent un poste de chirurgien plastique de la tête. Cette année-là, il publie sa technique de greffe de peau pour recouvrir les blessures (Hardt, 2007, pp. 6-9). En avril 1918, il est recensé comme « spécialiste de la chirurgie plastique » par le ministère prussien de la Guerre. En novembre 1918, il reçoit sa licence médicale du ministre de l'Intérieur allemand. Il travaille dans des cliniques universitaires dans les départements de chirurgie, d'ophtalmologie et de prothèses dentaires. Au département IIIb de chirurgie reconstructrice, à l'université technique de Berlin, dans le district de Charlottenburg, qui a été transformé en hôpital militaire de campagne, Esser assume la responsabilité de 150 lits. A côté de cela, il officie dans son cabinet privé dans le district berlinois de Tempelhof. Il consulte aussi dans 19 autres cliniques de Berlin. Entre 1915 et 1921, il opère plus de 10 000 soldats blessés. Il est l'auteur de 68 publications internationales parues dans des revues spécialisées en huit années de pratique. Il n'a pas été seulement celui qui a décrit des lambeaux vascularisés de la face et les lambeaux de rotation, mais aussi celui qui a développé la technique de couverture des greffons libres de peau pour améliorer l'intégration de la greffe avec les tissus avoisinants (Hilbert & Hoenig, 2009).

Lorsqu'il reconnaissait la valeur d'un assistant, Esser lui faisait suivre un entraînement pratique et visuel au cours d'opérations.

Le 10 mai 1922, Esser est applaudi par une assemblée de confrères pour sa contribution à la médecine de guerre, au 12ème congrès de la Société médicale berlinoise.

En 1925, dépité, Esser quitte Berlin. Offert à lui en 1919, il n'obtient pourtant jamais le titre de professeur en chirurgie plastique auquel il aspire.

Extraordinairement humain, il s'est distingué également par ses excentricités d'homme d'affaires de premier ordre (Hilbert & Hoenig, 2009). Collectionneur d'art averti, il comptabilise 800 peintures à la fin de sa vie.

Cinquante années plus tard, oubliés de ses contemporains, certains chirurgiens plasticiens réinventent ses techniques d'opération.
Johannes Fredericus Samuel Esser décède le 9 août 1946, à Chicago.

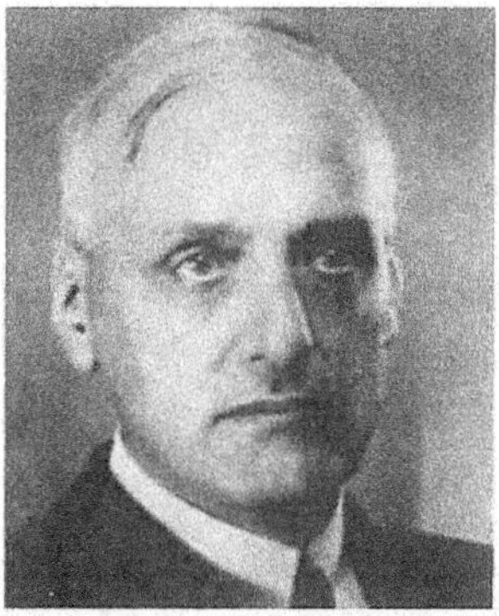

Docteur Johannes F. S. Esser (1877-1946)
(Collections privées – Droits réservés).

Références bibliographiques :

Haeseker Baerend, « Johannes Fredericus Samuel Esser : Innovative « Structive » Surgeon (1877-1946) », in *Plast. Reconstr. Surg.*, 1986 ; 77:146.

Hardt Nicolas, « Sigmund Freud, his oral neoplastic disease and oral, maxillary, and facial surgery », in *A. O. Dialogue*, n° 1, 2007, pp. 6-9.

Hilbert Jan & Hoenig Johannes, « The plastic surgeon Johannes Fredericus Samuel Esser (1877 to 1946), M. D., D. M. D. and his unknown period during 1917 and 1925 in Berlin, Germany », in *Eur. J. Plast. Surg.*, 2009; 32:127-130.

Santoni-Rugiu Paolo & Sykes Philip, *A history of plastic surgery*, Springer (ed.), Londres, 2007.

Jacques Joseph (1865-1934)

Jakob Lewin Joseph est né le 6 septembre 1865, à Koenigsberg. Il est de confession juive. De 1885 à 1889, il entreprend des études de médecine à la Friedrich-Wilhelm-University de Berlin. En 1889, il poursuit son apprentissage et obtient son doctorat à Leipzig, en 1890. En 1892, Joseph devient omnipraticien, mais décide très vite de se spécialiser.
En 1892, il postule et parvient à entrer à la Polyclinique universitaire de chirurgie orthopédique, dirigée par le professeur Wolff. Les relations entre les deux hommes sont excellentes. Jacques est un travailleur honorable de la clinique, qui montre un intérêt certain pour sa science, ce qui est très apprécié par son supérieur. Leur entente se gèle lorsque Joseph opère sans permission, avec succès, un jeune garçon souffrant d'une difformité aux lobes des oreilles. Les quatre années universitaires de Joseph se sont achevées là. Le praticien prussien est retourné à un exercice libéral. En 1898, dans son exercice privé, il réussit sa première intervention sur le nez en utilisant une voie d'accès externe. Nul ne sait si Wolff et lui se sont réconciliés avant la mort du premier en 1902. En 1904, Jacques réalise la première correction d'un nez protubérant (avec une bosse ?) avec dans le même temps, la correction du septum antérieur (Behrbohm, Briedigkeit & Reintanz, sans date, pp. 1-8).
Au commencement de la Première Guerre mondiale, Joseph est considéré en Allemagne comme une référence de la chirurgie faciale. Obéissant à la nécessité et à un sentiment patriotique aigu, il a augmenté le nombre de ses interventions chirurgicales à l'extrême. Alors qu'il travaillait avec un succès extraordinaire

dans le domaine de la reconstruction faciale, il attire l'attention de l'empereur allemand Guillaume II (1859-1941). En 1915, l'empereur lui-même offre à Joseph, qui n'avait reçu au préalable aucune habilitation pour être professeur, une chaire de chirurgie plastique à l'hôpital de la Charité, à la seule condition que Joseph, alors d'obédience juive, se convertisse au christianisme. Joseph refuse. Guillaume II en est resté là (Behrbohm, Briedigkeit & Reintanz, sans date, pp. 1-8).

Joseph a pu continuer son travail en toute quiétude, mais très vite, il a compris que, le nombre de blessés défigurés ne cessant pas d'augmenter, sa capacité à délivrer des soins était dépassée. Aussi, le 2 juin 1916, à la clinique des oreilles et du nez de la Charité dirigée par Adolf Passow (1859-1926), s'ouvre un département de chirurgie plastique de la face. Le ministère de l'Education confère à Joseph la tâche de diriger ce service. Il est convenu qu'il ne sera pas rémunéré à ce poste. En 1919, Joseph est nommé professeur, mais pas par l'empereur, et sans contrainte d'aucune sorte. Il reçoit de plus la Croix de fer. Avec les greffes de peau du front ou du bras supérieur, avec les transplantations de cartilage ou d'os, il est parvenu à reconstruire des visages particulièrement délabrés (Behrbohm, Briedigkeit & Reintanz, sans date, pp. 1-8).

A partir de 1922, le département de chirurgie plastique de la face n'est plus financé par l'armée. Joseph s'en retourne à un exercice libéral de chirurgie esthétique et corrective. Il passe alors beaucoup de temps à corriger les nez, les joues pendantes et les seins. Il autorisait régulièrement au maximum six praticiens, moyennant finances, à assister à ses interventions. Joseph n'acceptait aucun commentaire et ne donnait aucune explication quand il opérait. Un silence religieux devait être respecté.

Au premier abord, Jacques Joseph donnait une assez mauvaise image de lui à qui ne le connaissait pas. Son aspect rugueux cachait en fait une sensibilité à fleur de peau, en quête de la beauté idéale, ce qui le rendait très affectueux envers ses patients. Les vétérans blessés de la Première Guerre mondiale opérés par Joseph sont restés attachés à lui pour le reste de leurs vies. Ses infirmières, les mieux payées de Berlin, disaient de lui qu'il était intéressant, généreux et résolu (Behrbohm, Briedigkeit & Reintanz, sans date, pp. 1-8).

De son vivant, Joseph est devenu une légende. C'était un chirurgien de talent. Il n'avait pas seulement le savoir-faire, mais aussi une perception artistique indispensable pour mener à bien ses reconstructions. Il manipulait le bistouri d'une main sûre et précautionneuse. Il avait analysé au préalable chaque étape de son opération. Il voulait que tout soit prévu, tout soit analysé avec la plus grande rigueur avant de passer au bloc. Il n'acceptait pas l'aléatoire ou l'à-peu-près. Son savoir, ses méthodes et son expérience lui permettaient de maîtriser la chirurgie du nez de façon inégalée jusqu'alors (Behrbohm, Briedigkeit & Reintanz, sans date, pp. 1-8).
Quand les Nazis arrivent au pouvoir en Allemagne, en 1933, Joseph ne saisit pas tout de suite ce que cela implique pour la population juive. De plus, reconnu et estimé, il pense être à l'abri. Pourtant, très vite, il se heurte à un véritable mépris. Son secrétaire, qu'il a engagé pour taper son livre, l'espionne et le fait chanter sur instructions de la Gestapo. Joseph ne peut plus opérer que ponctuellement et sur autorisation spéciale. L'antisémitisme auquel il est confronté rend son exercice particulièrement difficile.
Alors qu'il songe très sérieusement à quitter l'Allemagne, le 12 février 1934, sur le chemin le menant à sa clinique, il meurt d'une crise cardiaque. Il avait 69 ans.
La presse contrôlée par les Nazis ne mentionne même pas son décès. A peine, l'annonce de son décès, a-t-elle été faite dans quelques revues spécialisées étrangères (Behrbohm, Briedigkeit & Reintanz, sans date, pp. 1-8).

Jacques Joseph a publié un livre paru à Leipzig, en 1931, qui vient d'ailleurs d'être réédité en 2004. Il est l'auteur de 43 publications, toutes en allemand. Il a apporté notamment sa contribution à 5 livres. Il totalise 11 publications de 1914 à 1919 (http://www.jacques-joseph.de, sans date, pp. 1-5).
Dans son livre *Nasenplastik und sonstige Gesichtsplastik nebst Mammaplastik* (Chirurgie plastique du nez et autres procédures faciales, et chirurgie plastique des seins) (1931), son œuvre majeure, Joseph systématise la chirurgie plastique corrective, reconstructrice et esthétique du nez et de la face. Il la redéfinit dans ses objectifs et ses techniques. Il établit les techniques intranasales de rhinoplastie, voit la dualité de la tâche de cette

pratique dans l'amélioration de la forme et de sa fonction. Jacques Joseph est le précurseur moderne de la rhinoplastie et incontestablement, un des pionniers de la chirurgie maxillo-faciale du XXème siècle (Behrbohm, Briedigkeit & Reintanz, sans date, pp. 1-8).

Le 17 octobre 2004, la tombe de Jacques Joseph, qui avait été endommagée lors des bombardements sur Berlin, pendant la Seconde Guerre mondiale, après avoir été identifiée formellement en août 2003, a été restaurée au cimetière juif de Berlin-Weissensee. Bénie par le rabbin local, ceci a été rendu possible par une cotisation des associations professionnelles et confraternelles allemandes (Behrbohm, sans date, p. 1).

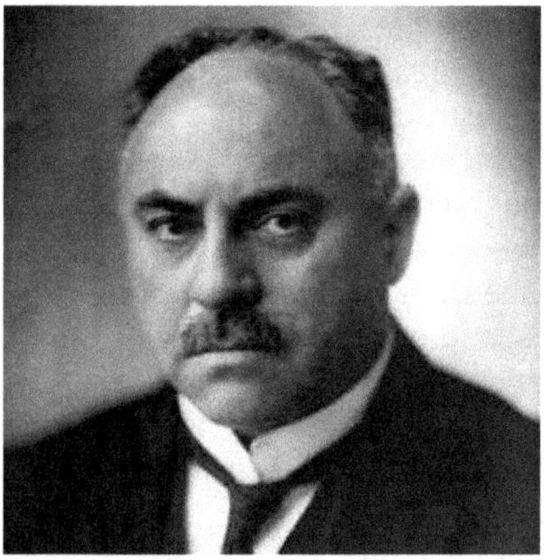

Professeur Jacques Joseph (1865-1934)
(© H. Behrbohm).

Références bibliographiques :

Behrbohm H., Briedigkeit W. & Reintanz G., « 100 years of modern nasal surgery: Part 2 – The great age of medicine in Berlin », in *http://www.jacques-joseph.de*, sans date, pp. 1-8.

Behrbohm H., « Jacques Joseph's grave re-erected », in *http://www.jacques-joseph.de*, sans date, p. 1.

Berhbohm H., communication personnelle, Berlin, Allemagne, 2009.

http://www.jacques-joseph.de, *References*, sans date, pp. 1-5.

Erich Lexer (1867-1937)

Erich naît le 22 mai 1867, à Freiburg, en Allemagne. Pendant son adolescence, sa famille déménage à Würzburg. Lexer entre à l'université de cette ville et sort diplômé en médecine en 1890. Il a 23 ans. Après une courte période d'étude postdoctorale de l'anatomie à Göttingen, il commence son apprentissage chirurgical en 1892, dans la célèbre clinique Ernst von Bergmann à Berlin. Il y séjourne pendant 12 années. Pendant ce laps de temps, il devient un chercheur et un chirurgien reconnu (May (a), 1962, pp. 141-152).

En 1902, il publie un livre en deux volumes, intitulé *Principes et pratique de la chirurgie* qui est réédité à 20 reprises et traduit dans de nombreuses langues. Une version anglaise est parue à Chicago en 1910. Un antagonisme fort apparaît entre Lexer et von Bergmann, son supérieur. Après avoir quitté la clinique, il s'installe en libéral jusqu'à ce qu'une chaire de chirurgie à Königsberg soit accessible. Là, devenu professeur en 1905, Lexer part pour Jena en 1910, puis Freiburg en 1919, pour finalement s'installer à Munich en 1928, où il succède au professeur Sauerbruch (1875-1951), futur directeur de l'hôpital de la Charité à Berlin et expérimentateur nazi sur les déportés du camp de Natzweiler en Alsace. (May (a), 1962, pp. 141-152).

Lexer démontre tout ce temps un talent réel pour la chirurgie plastique. Il manie avec la même dextérité le bistouri, le pinceau et le ciseau à bois. La chirurgie esthétique est alors devenue l'unique but de sa vie. Sa réputation d'excellent chirurgien plastique ne cesse de s'accroître. Munich marque son apogée. Sa clinique est toujours pleine. Des étudiants, des confrères,

mais aussi des patients affluent du monde entier pour le rencontrer (Mostofi, 2005, pp. 195-196).
En 1900, il publie un article sur les fentes nasales congénitales. Viennent ensuite une série d'écrits sur les anévrismes artério-veineux avec greffe veineuse autogène, sur les greffes osseuses, sur les arthroplasties et les transplantations des jointures, sur les techniques opératoires de la face,... Un touche-à-tout merveilleux ! En 1911, il publie un texte concernant la première plastie jéjuno-oesophagienne pour remplacer un œsophage complet. En 1912, il fait paraître une description complète d'une première série de 10 greffes de tendon pour remplacer un tendon défectueux de la main et de leurs suivis respectifs.
En 1914, il se rend à New York, au congrès international de chirurgie, où il a été invité. Ses talents d'orateurs et ses travaux le voient solliciter par de nombreuses sociétés confraternelles en Europe (May (a), 1962, pp. 141-152).
Pendant la Première Guerre mondiale, il est attaché à la marine et y officie en tant qu'amiral. Il organise un centre de chirurgie maxillo-faciale dans les Flandres notamment. Il poursuit son travail sur les grands blessés de guerre dans ses cliniques de Jena et de Freiburg. En 1919, il présente ses résultats sur les réparations des cils et des paupières par greffe de cuir chevelu. Cette même année, il se rend en Espagne pour y présenter ses travaux sur les brûlures, les arthroplasties et les plasties mammaires (May (a), 1962, pp. 141-152).
En 1925, il rapporte ses résultats sur les arthroplasties qu'il a réalisées et déclame une oraison sur 20 années de recherches sur les transplantations au congrès de la Société allemande de chirurgie. Cette année-là, de nombreux articles paraissent sur les fentes palatines et des lèvres, et d'autres problèmes de chirurgie reconstructrice (May (b), 1962, pp. 670-675).
Lexer travaillait avec dextérité, simplement, en cherchant à être le moins traumatique possible. Passionné de peinture et de sculpture, il abordait la chirurgie avec un regard artistique. Ambidextre, il pouvait utiliser le couteau à amputation d'une main pendant que l'autre aplatissait la peau de son tranchant ; il pouvait enlever un maxillaire avec trois ciseaux insérés en des points stratégiques qui, frappés en même temps, rompaient le maxillaire en une pièce, pendant que l'assistante arrêtait la giclée de sang provenant de l'artère maxillaire. Il ne travaillait

qu'avec deux assistantes qui devaient maintenir leurs doigts hors des blessures. Il voulait être absolument le seul à y pénétrer. Pendant l'intervention, il se faisait comprendre par le langage des signes et la parole était réduite au minimum, de peur de contaminer le site opératoire par des miasmes buccaux.
Il avait un sens de l'humour féroce, proche du sarcasme, qui ne tolérait aucune incartade ou déficience, aucun irrespect ou aucune défaillance. De stature herculéenne, il n'aimait pas la faiblesse. Il aimait ramer, faire du cheval très tôt le matin ou encore les voitures rapides. Il appréciait particulièrement les Mercedes (May (a), 1962, pp. 141-152).
Il était un orateur brillant dont chacun attendait avec impatience la prestation. Ses interventions se transformaient souvent en une sorte de spectacle. Son pragmatisme lui dictait d'aller à l'essentiel et il n'acceptait pas que ses étudiants n'en fassent pas autant. Ses présentations étaient accompagnées de dessins très détaillés et il terminait chacune de ses allocutions par une démonstration clinique. Ensuite, il se retirait une demi-heure pour boire du brandy ou du champagne, et fumer des cigarettes turques, ce qui le requinquait pour la suite de la journée.
Un jour, lors d'un cours, il voit un étudiant dormir. Il cesse de parler et ordonne à un de ses assistants d'aller chercher un journal, une cigarette et un verre de bière. Il place le tout devant l'étudiant et décide de le réveiller. Ouvrant les yeux, le jeune homme ne se souvient plus où il est. Puis, reconnaissant Lexer, confus, il se dresse et se confond en excuses. D'un trait pourtant, il boit son verre de bière et est applaudi par le professeur, et sa classe qui saluent sans réserve sa « descente ».
Toutefois, si Lexer savait s'amuser, il ne faisait pas bon être son ennemi. Il pouvait être autoritaire, rude et savait se dresser s'il défendait une cause qu'il estimait juste. Par contre, il savait reconnaître ses torts et être affable (May (a), 1962, pp. 141-152).
En 1937, il est élu président de la Société de chirurgie allemande. Ses débats animés avec August Bier (1861-1949), autre chirurgien allemand et pionnier de l'anesthésie spinale, sont entrés dans la légende. Un autre de ses adversaires a été Victor Veau (1871-1949) de Paris, un des plus grands spécialistes du bec-de-lièvre de tous les temps, avec lequel il a eu des échanges fameux à partir de 1931. La discorde a cessé

lorsque Lexer lui a rendu visite dans la capitale française en septembre 1932 et a constaté le bon fond des techniques chirurgicales prônées par le Français. Le point culminant de la visite a été une opération chirurgicale effectuée par Lexer et supervisée par Veau qui suspectait l'Allemand de critiquer sa méthode sans l'avoir jamais utilisée. Le résultat a été si ahurissant que Lexer s'est confondu en excuses et a décidé d'inviter Veau à son tour. Au printemps 1933, il l'a accueilli à Munich avec tous les honneurs. Au fur et à mesure de leurs rencontres, les deux hommes sont devenus finalement des amis (May (a), 1962, pp. 141-152).
Il aimait sa clinique de Munich. A 70 ans révolus, il décide d'y poursuivre son exercice. Cette année-là, la ville de Munich lui rend honneur. Il accepte la direction des services chirurgicaux de l'hôpital Schwabing dans la banlieue de Munich. L'université de Munich lui offre une chaire honoraire en chirurgie plastique et reconstructrice. Il est l'hôte du congrès bavarois de chirurgie de Munich où l'élite de la chirurgie allemande est rassemblée. Enfin, toujours en 1937, il préside pour la seconde fois le congrès du Collège des chirurgiens de Berlin à l'occasion de son 60ème anniversaire (May (a), 1962, pp. 141-152). Malheureusement, il décède le 4 décembre 1937.
Energie et vitalité ont été les maîtres mots de sa vie. Son ego surdimensionné lui a quelquefois joué de vilains tours, mais personne ne remettait en cause son habileté. Son talent artistique était sublimé par sa technique chirurgicale qui avait atteint un très haut niveau de virtuosité. Sa contribution à la chirurgie plastique et orthopédique a été considérable (Mostofi, 2005, pp. 195-196).
Très tôt, il s'intéresse à la circulation artérielle dans les os. Son exercice clinique auprès de patients atteints d'ostéomyélite hématogène aigue a permis la bonne compréhension de ces maladies. Mais, c'est dans la transplantation de tissus qu'il est devenu un pionnier toujours consulté aujourd'hui encore (Mostofi, 2005, pp. 195-196).
Il laisse derrière lui plus de 100 publications. Auteur de 3 livres en chacun deux volumes qui ont été réédités à plusieurs reprises et traduits dans plusieurs langues, il écrit à de nombreuses reprises des articles en anglais et en espagnol. De 1914 à 1919, il comptabilise au moins 12 publications, dont 1 livre et trois

contributions à des ouvrages scientifiques (May (b), 1962, pp. 670-675).

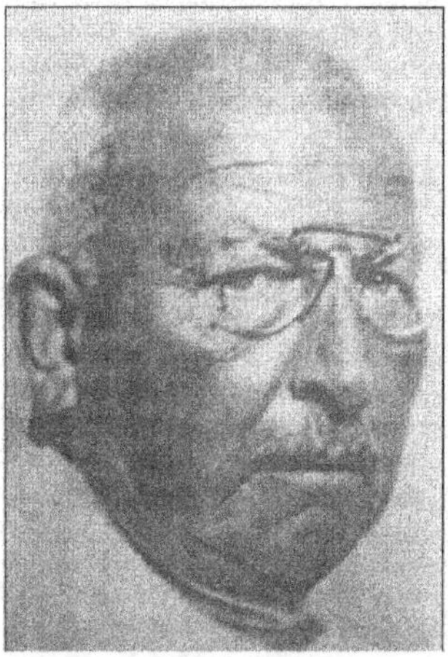

Professeur Erich Lexer (1867-1937)
(Collections privées – Droits réservés).

Références bibliographiques :

May Hans (a), « Erich Lexer, a biographical sketch », in *Plast. Reconstr. Surg.*, February 1962; 29: 141-152.

May Hans (b), « The Bibliography of Erich Lexer's scientific work », in *Plast. Reconstr. Surg.*, December 1962; 29: 670-675.

Mostofi Berhooz Seyed, *Who's who in Orthopedics*, Springer (ed.), Londres, 2005.

Hans Pichler (1877-1949)

Fils d'un dentiste, Hans Pichler naît à Vienne, en 1877. Premier dans toutes les activités sportives, aussi bien adolescent qu'adulte, il obtient le respect de ses pairs. Démontrant sa résistance physique en permanence, il excelle dans de nombreux sports, y compris le ski et l'alpinisme. Il conservera ce goût prononcé pour les challenges physiques de toutes sortes, sa vie durant (Romm & Luce, 1984, pp. 31-32).

Après le gymnase, il entame des études médicales à Vienne, Fribourg et Prague.

Le 10 août 1900, il participe à la réunion des 9 fondateurs de la Fédération dentaire internationale (FDI). Le lendemain, a lieu dans les locaux de l'Ecole dentaire de Paris, la première réunion du conseil exécutif de la FDI à laquelle il ne peut assister parce qu'il est malade (Ennis, 1967, pp. 1, 8).

Cette année-là, il choisit une carrière chirurgicale à la clinique d'Anton Eiselsberg (1860-1939), chirurgien distingué de Vienne.

Atteint d'eczéma suite à l'usage d'un antiseptique pour désinfecter ses mains avant chaque opération, il s'oriente vers la chirurgie dentaire et suit les cours de l'école dentaire de la Northwestern University de Chicago, en 1902. Sous la tutelle de Green Valdimar Black (1836-1915), auteur de la classification des lésions carieuses, père de la non moins célèbre « extension prophylactique » et premier doyen de l'école dentaire de la Northwestern University en 1897, Hans suit au début avec perplexité l'enseignement américain. Puis, gagné par son pragmatisme scientifique, il obtient son diplôme dentaire à la fin de l'année. Ses prises de position et l'expression de ses

opinions constituent vite un pôle d'intérêts majeur attendu des meilleurs cliniciens (Romm & Luce, 1984, pp. 31-32).
L'année d'après, Pichler repart à Vienne où il s'installe. En tant que professeur, il dirige l'Institut dentaire de l'université de Vienne. Là, il enseigne les principes de l'art dentaire et de la chirurgie orale, et milite pour l'établissement d'un cursus pour les dentistes autrichiens sanctionné à la fin par un diplôme.

Pendant la Grande Guerre, son travail connaît un essor phénoménal et il acquiert vite une dextérité peu commune et reconnue.

Le travail scientifique de Pichler est colossal. Il couvre de nombreux domaines de la dentisterie. Il a écrit 125 articles et a contribué à plusieurs livres. Focalisant ses recherches sur la chirurgie maxillo-faciale et la dentisterie préventive, il s'enquiert aussi de la prothèse mise en place suite à la résection d'une mâchoire, du traitement des névralgies trigéminales et de la gestion des fentes de la face. Il devient vite un grand ami de Victor Veau (1871-1949), le célèbre chirurgien français (Romm & Luce, 1984, pp. 31-32).

De 1923 à 1938, considéré alors comme l'un des meilleurs chirurgiens européens, Pichler opère Sigmund Freud (1856-1939), qui est un fumeur invétéré, - le philosophe consulte le chirurgien pour la première fois en 1919 pour une enflure douloureuse sur le palais droit, au niveau de la tubérosité maxillaire, qui a persisté pendant une semaine -, à environ 25 reprises d'un cancer du côté droit du palais mou, du palais dur, de l'arche glosso-palatine, de la muqueuse buccale et de la muqueuse postérieure de la mandibule. Le 4 et 11 octobre 1923, il pratique l'excision d'une partie de la mâchoire supérieure et du palais droit, avec ligature de l'artère carotide droite externe et ablation des ganglions lymphatiques sous-mandibulaires et cervicaux. Le 12 novembre 1923, il réalise la résection du processus ptérygoïdien et d'une partie du palais mou. Les opérations sont un succès. La convalescence est difficile et Freud ne reprend le travail qu'en janvier 1924 (Krémer, sans date, pp. 1-3). Il réalise aussi son 5ème obturateur palatin en 1928. En 1931, Pichler sollicite Kazanjian, alors en congrès, en août 1931, à Paris, pour qu'il vienne à Vienne et conçoive les nouvelles prothèses du philosophe, ce qu'il fait dans le laboratoire personnel de Pichler. Le dentiste autrichien a ausculté par ailleurs 143 fois Freud entre 1923 et 1924, 122 fois entre 1926 et 1928, et l'a opéré à 5 nouvelles reprises. En 1938, Pichler examine Freud une dernière fois avant son départ d'Autriche, car il craint les Nazis. Il l'examine aussi le 7 septembre 1938, à Londres, et constate une récidive de son carcinome (Hardt, 2007, pp. 6-9). Freud meurt en 1939, des suites de sa maladie. Malgré les recommandations médicales, il n'a jamais cessé de fumer. Pichler et Kazanjian sont restés amis par la suite (Deranian, 2007, pp. 165-170).

En 1936, Hans préside le IXème congrès de la Fédération dentaire internationale à Vienne. Alors professeur, il affirme avec conviction : *« Nous, Autrichiens, voulons rester en contact avec la médecine, mais nous voulons collaborer avec les dentistes du monde entier vers un objectif commun. »* Le congrès connaît un franc succès, ce qui fait la fierté de Pichler, dans un pays où les dentistes sont avant tout des stomatologues. Deux résolutions approuvées par Pichler sont enregistrées à ce meeting : l'abolition de toute rivalité entre les stomatologues et les dentistes qui doivent travailler en parfaite harmonie, et l'obligation pour les dentistes d'avoir suivi une formation médicale appropriée sous contrôle universitaire (Ennis, 1967, pp. 110, 112).

Hans traduit en allemand le livre de Black et en 1948, il publie son livre en 3 volumes intitulé *Chirurgie de la bouche et des mâchoires*, recueil de ses expériences professionnelles (Deranian, 2007, pp. 165-170).

Pichler était un homme calme, avec du tempérament. Timide, il apparaissait de prime abord réservé et modeste. Méticuleux à l'extrême, il faisait attention à tous les détails. Plein de tact, il savait consoler et se montrer attentionné avec ses patients (Romm & Luce, 1984, pp. 31-32).
Hans Pichler meurt le 3 février 1949, à Vienne.

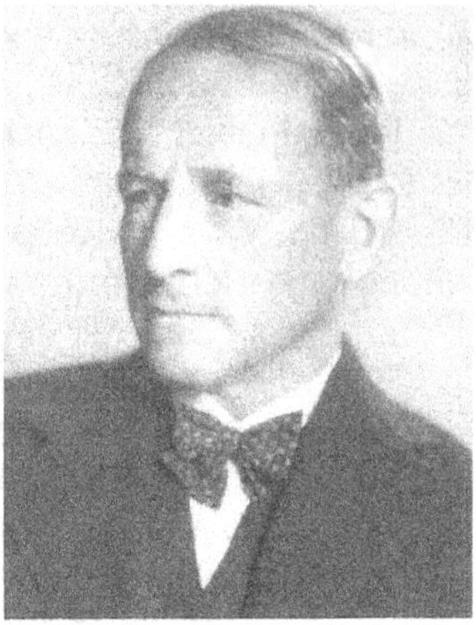

Professeur Hans Pichler (1877-1949)
(© Osterreichische Nationalbibliotek).

Références bibliographiques :
Deranian Martin, *Miracle Man of the Western Front*, Chandler House Press, Worcester, 2007.
Ennis John, *The Story of the Fédération dentaire internationale (1900-1962)*, FDI (ed.), Londres, 1967.
Hardt Nicolas, « Sigmund Freud, his oral neoplastic disease and oral, maxillary, and facial surgery », in *A. O. Dialogue*, n° 1, 2007, pp. 6-9.
Krémer René, « Le martyre de Sigmund Freud (1920-1939) », in *http://www.md.ucl.ac.be*, sans date, pp. 1-3.
Osterreichische Nationalbibliotek, communication personnelle, Picture Archive, 203340-C, Vienne, Autriche, 2009.
Romm Sharon & Luce Edward A., « Hans Pichler: Oral surgeon to Sigmund Freud », in *Oral Surgery, Oral Medicine and Oral Pathology*, January 1984; 47 (1): 31-32.

D'autres acteurs…

Au cours de mes recherches, il m'est apparu des noms incontournables, bien que cet ouvrage ne soit pas exhaustif et offre la perspective d'autres investigations. Après différentes recherches, je ne suis pas parvenu à obtenir suffisamment d'informations sur ceux-ci. Aussi, ai-je décidé de leur consacrer malgré tout un bref chapitre regroupant le plus grand nombre.

Les Français

La Première Guerre mondiale a vu 3 595 000 hommes blessés lors des affrontements, dont environ 500 000 l'ont été au visage (Larcan & Ferrandis, 2008, p. 374).

Devant l'augmentation constante du nombre des blessés, des centres interrégionaux de chirurgie maxillo-faciale sont créés dès 1915 pour désengorger les trois centres principaux que sont Paris, Bordeaux et Lyon : l'hôpital auxiliaire n°3 de Rouen (3ème région), centre dirigé par les Drs Gernez et Lemière, l'hôpital complémentaire n°5 de Rennes (10ème région), centre dirigé par le Dr Rouget, l'hôpital auxiliaire n°11 d'Angers (9ème région), centre dirigé par le Dr Martin, l'hôpital complémentaire n°20 du Mans (4ème région), centre dirigé par les Drs Delagénière et Lebedinsky, l'hôpital complémentaire n°11 de Limoges (12ème région), centre dirigé par le Dr Lecène, l'hôpital complémentaire n°53 de Marseille (15ème région), centre dirigé par les Drs Imbert et Réal, l'hôpital complémentaire n°49 de Montpellier (16ème région), centre dirigé par le médecin principal Forgue, et l'hôpital auxiliaire n°1 ou 101 de Toulouse (17ème région), centre dirigé par le professeur Dieulafé (Larcan & Ferrandis, 2008, p. 376 & Œuvre collective, 1918, pp. 387-

404). En 1918, il en existe 17 (Larcan & Ferrandis, 2008, p. 376).

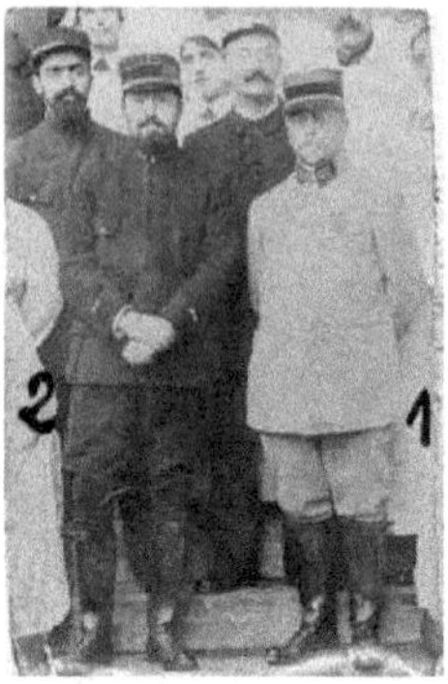

Professeur Imbert, chef de service, et docteur L. Réal de Paris, sous-chef de service (chirurgiens du service).
Service de prothèse maxillo-faciale de la XVème région Hôtel-Dieu Marseille (© BIUM).

Il convient de dire un mot du docteur Etienne Rollet (1862-1937) qui naît à Lyon en 1862. Après des études de médecine brillantes, il devient professeur d'ophtalmologie à la faculté de médecine de Lyon. Il publie plusieurs ouvrages dont le *Traité d'Ophtalmoscopie* aux Editions Masson, en 1898. Constatant les mutilations désastreuses causées par les éclats d'obus, ou projectiles de toutes sortes, il invente un électroaimant géant d'une rare puissance pour extraire les fragments métalliques disséminés dans les plaies du visage. A partir de 1915, il est un des premiers à employer les rayons X pour étoffer ses diagnostics et repérer les éventuels éclats métalliques enfouis dans les tissus. Ses résultats remarquables, sa notoriété grandissante et ses recherches le rendent incontournable. Lorsque la guerre éclate, il officie à l'hôpital militaire Desgenettes. Par la suite, il contribue à la création du Centre national d'ophtalmologie de Lyon, qu'il dirige logiquement. Au cours du conflit, cet institut sous son impulsion connaît un tel essor qu'il est reconnu rapidement comme le plus important de France (Monestier, 2009, p. 41).

De même, Emile Forgue (1860-1943) est-il un chirurgien mondialement reconnu. Auteur de plusieurs livres, il brille aussi par ses talents d'enseignant. Jusqu'en 1881, il est élève à l'hôpital militaire. Cette année-là, il devient médecin stagiaire à l'école d'application du Val-de-Grâce. En 1883, il soutient sa thèse de doctorat et sort en 1884 de l'école, au grade de médecin aide-major de 2ème classe. En 1886, il est agrégé avec une thèse consacrée aux septicémies gangréneuses. Il est aussitôt promu médecin aide-major 1ère classe, puis médecin-major en 1890.

En 1891, il acquiert le titre de professeur d'opérations et d'appareils. En 1895, la chaire de clinique chirurgicale lui est confiée. Il l'occupe pendant 36 ans. Pendant la guerre 14-18, il dirige le centre maxillo-facial de Montpellier (Monestier, 2009, p. 44). En 1924, il est fait commandeur de la Légion d'honneur.

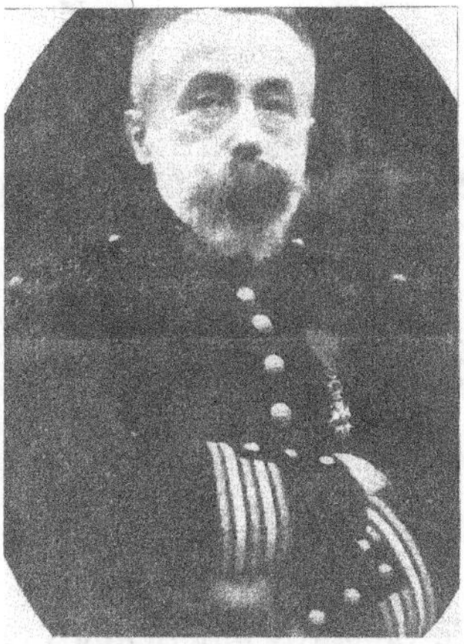

Médecin principal Emile Forgue (1860-1943)
(© Musée du service de santé des armées au Val-de-Grâce).

Les Russes

Vladimir Petrovitch Filatov (1875-1956), ophtalmologue et chirurgien russe, qui a fait des merveilles pendant la Première Guerre mondiale en mettant au point une thérapeutique de reconstruction des tissus. Il a imaginé des méthodes de greffes et de transplantation de cornée qui en font un précurseur de l'ophtalmologie contemporaine. Sa première greffe de cornée est tentée le 28 février 1912, mais le greffon est resté opaque. Après plusieurs tentatives, il parvient à ses fins, le 6 mai 1931. Filatov fonde en 1936, l'Institut Filatov d'ophtalmologie et de thérapie des tissus. Il serait celui qui aurait restauré la vue du célèbre tireur d'élite russe de Stalingrad (225 soldats allemands abattus du 10 novembre au 17 décembre 1942), Vassili Zaïtsev (1915-1991), blessé aux yeux suite à l'explosion d'une mine en janvier 1943, pendant la Seconde Guerre mondiale (http://en.wikipedia.org, *Vladimir Filatov*, 2009, p. 1 & http://fr.wikipedia.org, *Vladimir Filatov*, 2009, p. 1).

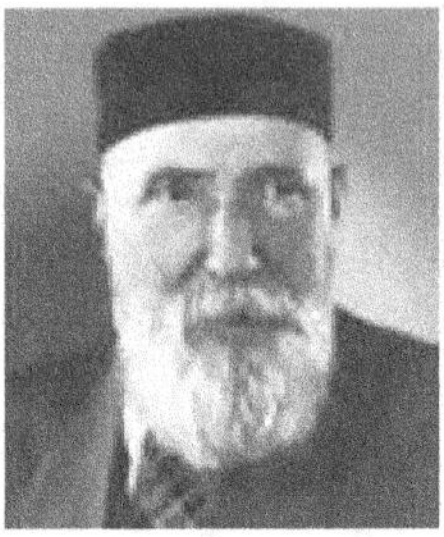

Docteur Vladimir Filatov (1875-1956)
(Collections privées – Droits réservés).

Les Américains
Rex Hays Rhoades (1875-1959) est décoré de la médaille de la Victoire de la Première Guerre mondiale et est chirurgien-dentiste en chef de la seconde division des troupes expéditionnaires américaines en France, puis le chirurgien-dentiste chargé de l'approvisionnement de la section dentaire au front, et enfin chirurgien-dentiste en chef de la première armée des troupes expéditionnaires américaines en France de 1917 à 1918. Il prend la tête de la division dentaire du Service de santé aux armées américaines de 1932 à 1934.

Oscar P. Snyder, major général, décoré de la médaille de la Victoire de la Première Guerre mondiale (avec 4 étoiles de bronze), chef du corps dentaire de l'armée américaine de 1954 à 1956, a été chirurgien-dentiste de la 28ème division d'infanterie de 1917 à 1918, et en 1918, a participé à 4 campagnes militaires en France, y compris à l'offensive en Meuse-Argonne (Hyson, Whitehorne & Greenwood, 2008, pp. 845-851).

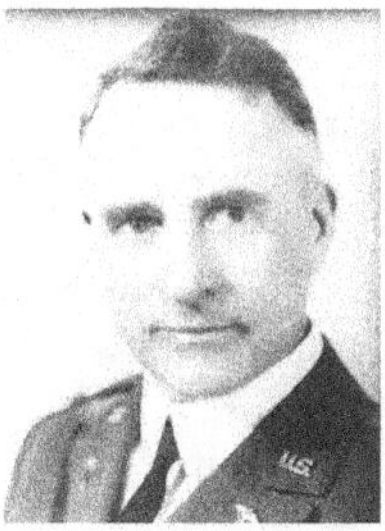
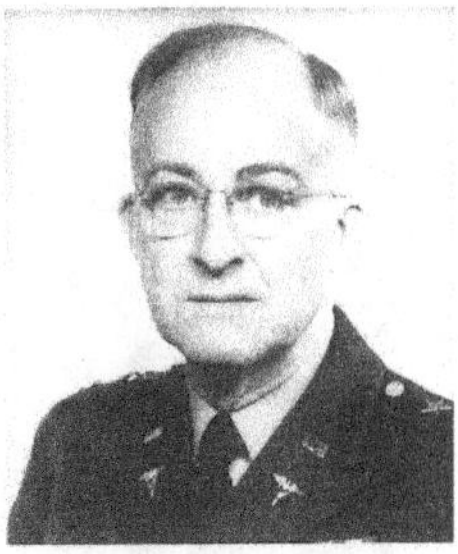

Docteur Rex Hays Rhoades (1875-1959)

Docteur Oscar P. Snyder (1895-1983)

(© Office of the Surgeon General, 2009).

Références bibliographiques :

BIUM, communication personnelle, Paris, 2009.

Deranian Martin, *Miracle Man of the Western Front*, Chandler House Press, Worcester, 2007.

Francis A. Countway Library of Medicine, Harvard Medical Library, communication personnelle, Boston, USA, 2009.

http://en.wikipedia.org, *Vladimir Filatov*, 2009, p. 1.

http://fr.wikipedia.org, *Vladimir Filatov*, 2009, p. 1.

Hyson John M., Whitehorne Joseph W. A. & Greenwood John T., *A history of dentistry in the US Army to World War II*, Office of the Surgeon General (ed.), Borden Institute, Walter Reed Army Medical Center, Washington D. C., 2008.

Musée du service de santé des armées au Val-de-Grâce, communication personnelle, Paris, 2009.

Œuvre collective, *Science et dévouement. Le Service de Santé – La Croix Rouge – Les œuvres de solidarité de guerre et d'après-guerre*, Quillet (éd.), Paris, 1918.

Office of the Surgeon General, Communication personnelle, Falls Church, Virginia, USA, 2009.

Conclusion

La chirurgie maxillo-faciale est une discipline qui existe depuis l'Antiquité et a posé de nombreuses questions aux chirurgiens qui s'y sont essayée. Ainsi, a-t-elle été notamment étudiée par Ambroise Paré (1510-1590), chirurgien militaire, puis celui, successivement, d'Henri II (1559), de François II (1559), de Charles IX (1562) et d'Henri III (1575) (Lamendin, 2007, pp. 142-144).

Toutefois, il convient de rétablir une vérité et ce livre m'en offre l'opportunité. Il aurait été souvent dit que les premiers cas *photographiés* de « Gueules cassées » l'auraient été pendant la Première Guerre mondiale. Ce n'est pas exact. En fait, ils l'ont été pendant la Guerre de Sécession américaine (1861-1865).

Ainsi, Gurdon Buck est-il considéré comme un des pères de la chirurgie esthétique moderne.

Diplômé de l'université de médecine et de chirurgie de New York, Buck opère à l'hôpital de New York. Il est l'un des premiers chirurgiens à prendre des photos de ses patients. Après la guerre, il écrit une monographie de ses expériences *Contributions à la chirurgie réparatrice* (1876). Cet ouvrage inclut des cas datant de la Guerre de Sécession (Bollet Jay, 2002, pp. 177-178).

Le cas de Carlton Burgan, un soldat du Maryland, figure bien en évidence dans le livre de Buck, dont il est le premier dossier documenté.

Burgan a été admis dans un hôpital militaire de Frederick dans le Maryland, le 4 juillet 1862. Il souffrait, pensait-on, de fièvre typhoïde. Alors qu'il est à l'hôpital, une tache de putréfaction noire est apparue à la base de ses dents, au niveau de sa première prémolaire supérieure droite. Accompagnée d'une odeur fétide et désagréable, cette zone de tissu mort s'est propagée vers la joue et sur le palais. Les deux prémolaires et la canine sont tombées et la tache s'est étendue jusqu'à la moitié droite de la lèvre supérieure, aux parties adjacentes de la joue et au côté du nez. L'os maxillaire droit tout entier s'est putréfié.

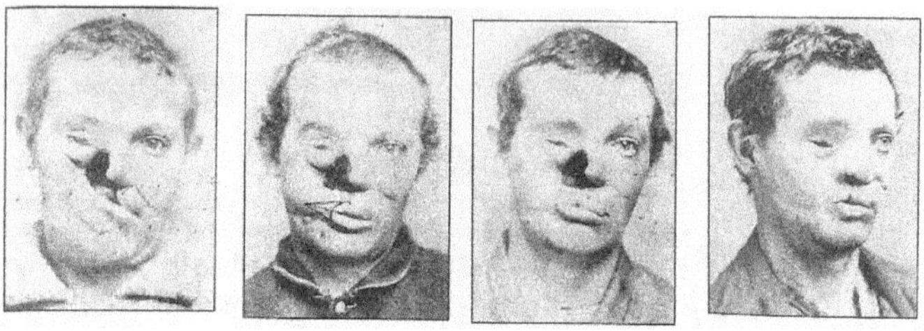

Photographies du suivi chirurgical de Carlton Burgan (4 juillet 1862 – 31 décembre 1862)
(© Columbia University).

Pendant les mois qui ont suivi, les traitements ont réduit ce défaut de moitié et le 31 décembre 1862, le patient a été admis à l'hôpital de New York pour des soins chirurgicaux.
Un dentiste a confectionné un faux palais et de fausses dents en ébonite. Burgan a pu dès lors manger et parler presque normalement. Le Dr Buck a effectué une série de cinq opérations, prélevant et adaptant des morceaux de peau du front pour recréer le côté du nez et de la joue. Le patient a été très satisfait du résultat final (Riaud, 2006, pp. 96-98).
La chirurgie reconstructrice que pratiquait le Dr Buck a été extrêmement bénéfique. Il retirait les tissus scarifiés et reconstruisait des mentons, des lèvres, des nez, des joues et des paupières en plaçant des morceaux de peau prélevés sur le front et d'autres régions intactes, aux endroits nécessaires, en préservant méticuleusement l'irrigation sanguine. Buck opérait les patients plusieurs fois sur une période de six mois ou même plus. Ces délais permettaient à l'organisme d'approvisionner ces nouveaux tissus en sang. Afin de minimiser les cicatrices, il multipliait les minuscules sutures et posait des pansements postopératoires (Bollet Jay, 2002, pp. 177-179).
Pour terminer, il me semble nécessaire de préciser que tous les hommes dont je viens de raconter l'histoire ont entretenu une

correspondance prolifique entre eux. Ainsi, Harold Delf Gillies rend-il visite à Hippolyte Morestin et garde des liens amicaux avec Henry Pickerill avec qui il a collaboré pendant la guerre, à Sidcup. Il rencontre aussi régulièrement Varaztad Kazanjian lors de ses voyages aux USA. Il correspond aussi fréquemment avec Jacques Joseph. Quant au médecin arménien, il écrit souvent à Hans Pichler et à Jacques Joseph, et reste très ami avec Robert Ivy. Il convient de rappeler les rencontres de Blair et de Gillies, et de Fry. Ainsi, au-delà de l'opposition militaire qui s'internationalise, les pratiques de chirurgie maxillo-faciale s'universalisent et les techniques se transmettent entre confères, peu importe leur nationalité, avec pour seul objectif, celui de servir l'Humanité, ce qui demeure d'ailleurs le devoir de tout médecin.

Autre dénominateur commun : ces soldats meurtris ont adulé généralement leurs médecins jusqu'à la fin de leur vie. Confronté à une certaine ségrégation sociétale en raison de leurs difformités, leur gratitude envers ces chirurgiens qui leur rendaient un aspect normal leur permettant un semblant de retour à une vie digne était absolue et infinie, ces chirurgiens étant finalement les seuls à se battre pour eux et à ne pas les laisser tomber dans un certain marasme qui aurait été le leur s'ils avaient été complètement abandonnés. Grâce à ces hommes en blouse blanche, ces combattants ont retrouvé le goût de la vie et ceci n'a pas de prix.

Enfin, j'ai fait un ultime constat frappant quant à ces grands chirurgiens, qui serait impensable dans notre médecine actuelle. Ils étaient polyvalents et ne s'intéressaient pas qu'à leur seule spécialité. Ils s'ouvraient aussi aux disciplines connexes qui pouvaient servir leurs techniques opératoires dans le seul objectif avoué d'en améliorer le résultat final chez leurs patients. Ils pouvaient être tour à tour chirurgien général, maxillo-facial, dentiste, ORL, ophtalmologue, etc. Je pense que c'est cette diversité des connaissances scientifiques qui leur a permis à tous, d'être si innovants.

Au cours de mes investigations, j'ai pu constater, non sans une certaine tristesse, que ces chirurgiens avaient été oubliés par nos contemporains. Adulés alors, ils sont retombés peu à peu dans l'anonymat des méandres de l'histoire. A travers ce petit ouvrage, j'espère être parvenu à honorer leur mémoire.

Références bibliographiques :
Archives & Specials Collections, A.C. Long Health Sciences Library, Columbia University, USA, 2005.
Bollet Alfred Jay, *Civil War Medicine: Challenges and Triumphs*, Galen Press (ed.), Tucson, Montana, 2002.
Lamendin Henri, *Praticiens de l'Art Dentaire du XIVème au XXème siècle*, L'Harmattan (éd.), Collection Médecine à travers les siècles, Paris, 2007.
Riaud Xavier, *L'influence des dentistes américains pendant la Guerre de Sécession (1861-1865)*, L'Harmattan (éd.), Collection Médecine à travers les siècles, Paris, 2006.

Remerciements

Je tiens à exprimer toute ma gratitude au professeur Claude Séverin qui m'a fait le grand honneur d'accepter de préfacer ce livre. Ses mots à mon encontre m'ont touché, car peu d'hommes dans ma profession ont saisi avec autant de réalisme, tout le travail qu'il y a derrière mes recherches et l'écriture qui en découle.

Je ne peux également manquer de manifester toute ma reconnaissance pour l'aide inestimable que m'a apportée M. Guy Cobolet, directeur de la Bibliothèque interuniversitaire de médecine de Paris V, et sa collaboratrice Irène Martin pour tous les documents qu'elle m'a fait parvenir.

A mon ami Henri Lamendin, je souhaite présenter mes respects pour ses travaux qui sont une source intarissable de renseignements.

Ma gratitude va aussi au professeur Simon Bérenholc pour son amitié indéfectible et son soutien depuis toujours.

Je tiens à remercier M. Thierry Feral pour ses précieux conseils et l'amitié qu'il me porte.

A la librairie médicale et à la Bibliothèque universitaire de la Faculté de médecine de Nantes, je souhaite exprimer toute ma gratitude pour les livres qu'ils m'ont procurés.

Je serais incomplet dans mes remerciements si je ne faisais pas état de toute ma gratitude au Musée du service de santé des armées au Val-de-Grâce pour leur énorme contribution à ce projet et, plus spécifiquement, au lieutenant Xavier Tabbagh, conservateur du musée cité précédemment.

Merci aussi au Dr Jean-Jacques Ferrandis, ancien conservateur du musée cité précédemment, pour ses précisions pertinentes.

Il convient de remercier le Dr Andrew Bamji, responsable des Archives Gillies au Queen Mary's Hospital, pour sa gentillesse et sa bienveillance à mon encontre.
A l'US Military History Institute de Carlisle, USA, je fais part de ma reconnaissance ainsi qu'à l'Union française du Soroptimist international et à l'Union des blessés de la face et de la tête.
A Mme Silke Topscher de l'Osterreichische Nationalbibliotek de Vienne, en Autriche, je tiens à l'assurer de ma sympathie.
Aux Hospices civils de Lyon, je tiens à exprimer ma gratitude.
A la National Portrait Gallery de Londres, je dis merci. A la Francis A. Countway Library of Medicine de Boston ainsi qu'à l'Office of the Surgeon General de l'US Army, j'exprime mon amitié pour leur aide si importante.
Au professeur Behrbohm, je souhaite présenter mes respects pour son travail considérable réalisé sur le Dr Jacques Joseph.
Enfin, mon parcours historique ne serait rien sans l'amour et la patience que me porte au quotidien ma femme et maintenant, mes deux petites filles, dont les sourires sont des rayons de soleil dans ma vie.

Table des matières

Achevé d'imprimer par Corlet Numérique - 14110 Condé-sur-Noireau
N° d'Imprimeur : 734620 - Juillet 2017 - Imprimé en France

www.ingramcontent.com/pod-product-compliance
Lightning Source LLC
LaVergne TN
LVHW051353061026
849535LV00009B/3155
9782296111950